我们一起面对

一位妇科医生的诊疗手记

段仙芝　著

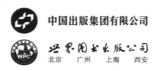

中国出版集团有限公司

世界图书出版公司

北京　广州　上海　西安

目录

自序

我叫段仙芝，1952 年出生，自 1971 年到现在，从业时间 50 多年了。我是一名妇科全科医生。高中毕业后、上大学之前，我在故乡的县级医院做护理员，实际上做的是手术室护士的工作。我喜欢手术、喜欢看手术、喜欢学手术，每天围绕手术台忙碌，很快了解了外科和妇科的常规手术。1976 年，我大学毕业后又回到原医院，在做一些日常的接生和计生相关工作的同时，真正实施了剖腹产（剖宫产）、卵巢囊肿切除、子宫切除等手术。因而，我也将 1976 年，作为我妇产科医生专业工作的起点。1978 年，我调到了地市级医院，在那里工作了 14 年，那时妇产科没有非常细致的分工，有什么就做什么，我一段时间在妇科工作，一段时间在产科工作，一段时间在计划生育科工作，哪里有需要就去哪里，尤其是值班的时候，所有科室都要管理，都要参与。就这样，积累了很多一线的实践经验，也积攒了很多问题和难点。

1985 年，我在北京医科院肿瘤医院进修，这期间除了开心的学习和工作，还有着巨大的兴奋和动力，因为我面对的是医学上一些高难度的手术以及与癌症相关的治疗化疗放疗，还接触到了国家级的、最前沿的肿瘤治疗方案和知识。进修期间，我又跑去妇产医院学习了一段时间，获得了妊娠方面更进一步的知识。1992 年我来到内蒙古自治区的医院工作，主要负责妇科肿瘤。限于当时的医疗条件，加上群众的健康意识以及对常规体检的认识不是十分充足，我接诊的大部分患者都是晚期病人。我自认为动手能力比较强，便要求在专职工作之余，能够在全科转一下。

2008 年，我调入首都医科大学附属北京同仁医院，继续从事临床、科研及教学工作，还是会在首都和基层医院之间来回跑，主持一些像卫生部宫颈癌早诊早治中央转移支付项目、卫生部医药卫生科技发展研究中心 PCC 项目、适合中国农村地区的宫颈癌筛查技术与示范研究项目、针对 ASC-US 人群分流、联合筛查和初筛用途的多中心临床试验研究项目等，东奔西跑、忙在其中、乐在其中。

直到今天，我还在一线工作，喜欢一线工作，期望继续一线工作。从手术量来说，近年我平均每年要做 400 台手术，有时一年能做到 800 台，每年到了年底，我的学生会帮我统计当年的手术，并做相应的档案和学术资料。

不知不觉，人已七十古稀。我似乎是知道自己的年龄但有时候又忘了。作为一名老医生，我每天接诊无数患者，诊断的多是我认为常见的、普通的疾病；她们的年龄、境遇不同，发现问题的时机与阶段不同，所应获得的诊疗手段也不同。但在接诊的过程中，我又看到无数年轻女性患者，面临着认知不足、帮扶不足、信息不对称的求医境遇；尤其是她们身上一些隐而未见的、精神上、心理上的继发问题，这些都是我们作为医生、作为长辈，永远要去关注和关怀的。

一 、

让我忧心的子宫腺肌症患者

子宫内膜异位症是什么原因造成的？

子宫内膜异位症可以治愈吗？

子宫内膜异位症导致腺肌症几率有多大？

提到子宫腺肌症，可能年轻女性朋友们不太熟悉。但说起子宫内膜异位症，相信很多朋友都听说过。子宫内膜异位症，简称EMT，是一种在女性身上常见而多发的妇科疾病，它是由具有生长能力的子宫内膜组织种植在子宫腔以外的部位而引起的。

在百度的搜索栏里，经常会看到"子宫内膜异位症能怀上孩子吗？""子宫内膜异位症会癌变吗？""子宫内膜异位症是什么原因造成的？""子宫内膜异位症能通过 B 超看出来吗？""子宫内膜异位症可以治愈吗？""子宫内膜异位症导致腺肌症几率有多大？""子宫内膜异位症和巧克力囊肿有关系吗？"等等问题。如果恰巧在电脑前，我都会尽量留言，给出我经验之内的答案。在这本书里，我用一个个出诊和治疗的经历，用故事和解说来告诉大家。这一节里，有一个"子宫内膜异位症"导致"子宫腺肌症"的故事，也是典型的"良性疾病恶性发展"的案例。

五年前的夏天，我到内蒙古比较偏远的牧区进行两癌筛查。筛查是完全免费的公益项目，牧区的女性朋友们无需挂号，只要前来排队即可，我一般会从早上七点多开始在筛查点工作，尽量忙到最后一位离开。虽然说是两癌筛查点，但由于我是妇科全科大夫，所做的工作并不仅限于筛查，也会一并诊断她们在妇科方面的其他症状，解答一些困惑她们的问题。

这天早上七点多，我还没到达筛查点，便远远看到一位女孩子。她看到我走近，赶忙跑过来拉住我的手，哭着说，大夫救救我。

在牧区工作的这段时间，前来做两筛的中年妇女居多，这么年轻的女孩还是少见的。我任她拉着我的手镇静了一会儿。这个女孩看上去微胖，但面色苍白、精神不佳，能看出来这孩子处于贫血状态。

她叫小文，时年不到 24 岁，在河南读大学二年级，这个暑假回到了家乡内蒙古。我让小文把身体不适的情况描述一下，她又哭了。13 岁来月经，3 年前开始痛经，这两年痛经加重、经期延长、月经量增多，经常头晕、没有力气，长期靠口服止痛药维持。远在河南读书，学习压力大，平时生活不规律，长期吃外卖、熬夜、不爱运动。

今天前来找我，是小文近期病痛加重，听说了妇女两筛，便偷偷跑来了。她这些年一直没有告诉爸爸妈妈，一是难以启齿，二是怕他们担心。

听到这里，我心想，真是个要强的孩子。而且，这样要强的孩子并不在少数。她们在外求学、求职、谋生，遇到这样那样的问题，没有朋友的支持，没有家长的关怀，没有医生的解惑，自己调节、自己想办法、自己承受，真的是太难为了。

小文是个聪慧懂事的孩子，她拿出随身带的近期在别的城市做的检查单，我看了一下，她的 B 超显示子宫增大到了孕 12 周大小，内膜厚度约 2.5cm，肿瘤标记物 CA125 （肿瘤标记物五项检查中的一项，如果 CA125 指标升高，往往与上皮恶性肿瘤有关，特高考虑卵巢癌，稍高考虑子宫内膜异位）升高。血常规化验则显示，她的血红蛋白 6g，属于重度贫血。

在她的小腹部，我摸到了一个小苹果大小的肿块。结合这些指标，我立刻揪心了起来。我给出的诊断是：子宫腺肌症。

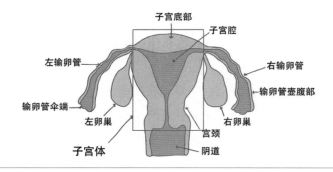

正常子宫简要结构

 知识小贴士

什么是子宫腺肌症?

子宫腺肌症,也称子宫肌腺症、子宫腺肌病,是内膜异位症的特殊情况,也归属于内膜异位症。

"子宫腺肌症"和"子宫内膜异位症"两者的关键差异是:

◎子宫腺肌症,是内膜仅种植转移至子宫肌层,并伴以周围的肌层细胞代偿性肥大增生,从而形成了病变。

◎子宫内膜异位症,是内膜种植转移到子宫肌层、卵巢、盆腔,甚至腹腔、胸腔等部位。当子宫内膜发生增生,可引起相应部位发生症状。

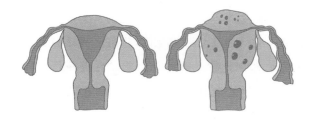

左为正常子宫,右为患有腺肌症的子宫

保守治疗还是手术治疗？

小文的症状，便有着多数子宫腺肌症患者的表现：伴有月经失调的症状，主要表现为经期延长、月经量增多，部分患者还可能出现月经前后点滴出血，严重的患者可以导致贫血。也常常伴随严重的痛经，常在月经来潮前一周开始出现，当经期结束痛经即缓解。痛经初期服用止痛药物可以缓解，但随着病情进展，痛经需要服用的止痛药物剂量明显增加，使患者无法耐受。当然，也有患者无明显症状的情况。

子宫腺肌症的恶变率较低，不像恶性肿瘤一样会四处扩散而导致生命危险，但是它的复发率较高，往往进行子宫切除及绝经后疾病就可以得到根治。但是在实际操作上，遇到这类患者，我们会根据个体情况，选择不同的诊疗手段。通常针对40岁以上的、已婚育的女性，以手术为主；而针对年轻女性，通常采取更为关怀的措施，进行保守治疗，尽量保全她们的子宫和生育能力，不影响今后的生活质量。

小文还没有男朋友，恋爱、结婚、生子、养育、享受天伦之乐这些美好的未来，都是她以后所应当拥有的，或者说至少能够由她自己做出选择的。她这么年轻，必须赶紧治疗，否则任由腺肌瘤生长下去，子宫就可能保不住了。

其实我自己也知道，医生往往给人冰冷僵硬的印象。在年轻人常用的问答社区里，"你是否感觉医生很冷漠"这类问题，有着千万级别的浏览，几千个回答和互动。其实多数时候，是病人感觉到自己不被医生所重视，或者说是在病人精神和身体十分虚弱的时候没有获得共情的力量。我是一名女医生，面对的都是女性患者，尽管医生的"冷漠"有时是一种"工作需要"，但我还是尽量避免单刀直入地下结论，能与患者商量就商量，尊重对方的意愿，或者是迂回劝导病人接受当时情况下的最佳方案。

我担心直接说"子宫可能保不住"会把小文吓坏，便给她讲了一个十多年前的故事。

她叫小乌，蒙古族，牧民，时年 45 岁，在一次常规两癌筛查时，我发现她大着肚子，却没有怀孕。我留住她，多交谈了一会儿。

小乌月经不调已经快四年了，月经量大、下腹疼痛，因为家里生活困难，也因为牧区女性不太把痛经当回事，就一直忍着。正好赶上免费筛查，就抱着试试看的心态来了。

我当即让小乌多做了一个 B 超检查、血常规，做了肿瘤标记物化验，结果是 CA125 升高，子宫长到妊娠 6 个月大小，确诊子宫腺肌症。

腺肌瘤已经长到这么大，加上小乌已婚已育，最好的方式是快刀斩乱麻：做手术摘除子宫。当时，小乌的子宫腺肌瘤已经和腹膜、大网膜、侧腹膜、盆腔严重黏连，其实她的疼痛就是"良性疾病恶性发展"了。

我很快就为她做了手术。打开腹膜，小心翼翼地分离黏连。当时，有些情况我是有所准备的：如果黏连严重，剥离不开，就需要切除附件。所幸的是，虽然她多部位黏连得厉害，但我还是尽最大限度地剥离掉了。小乌的手术难度还是比较大的，但进行得很顺利，切除子宫后，她恢复得也很快，也没有再复发。

在讲述小乌的治疗故事时，我也一并告诉年轻的小文，这种腺肌瘤由于激素刺激，通过月经周期的变化，会逐渐在子宫肌壁间生长，等到长到小乌的肌腺瘤这么大，子宫就保不住了。像小乌，取出肿物之后，肌纤维恢复正常收缩，腹部在视觉上马上会恢复原状。同时，肌腺瘤就是肌腺瘤，它不会突破子宫到外部生长，也不会侵蚀到其他器官，所以切除子宫即完全治疗。不像卵巢癌，哪怕一厘米，就会向外侵蚀，那种危险性要大很多。

讲完小乌的故事，我想小文能够了解腺肌症的病征，能够下决心积极治疗、尽早治疗。尽管小文还是被吓得不轻，但我们的沟通还是比较顺畅。她具备非常好的知识吸收能力和逻辑思维，想了解我的诊疗方案，并进行细化和分解。

我的建议是：分为 A、B 两阶段，进行保守治疗。先打一段时间的 GnRH-α（促性腺激素释放激素激动剂），用药物暂停月经，一个月打一次，连续三次，这样子宫就不会继续增大，继而会逐渐缩小。在观察治疗一段时期后，放置曼月乐避孕环（在宫腔大的时候，不宜放置曼月乐），利用曼月乐里规律释放的孕激素，

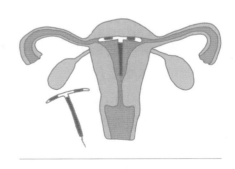

放置曼月乐以治疗腺肌症的案例

使月经的出血量逐渐减少。再观察三个月的月经量、腹痛情况和子宫的大小变化。因为曼月乐正常可以放 5—7 年，只要暂时不要小孩，就可以一直放置着。这样的方案暂时不需要切除子宫，可能对于年轻未育女孩来说，是最合适的方案。

讲完大致的建议，我跟小文说，最好是让你的爸爸妈妈来一下，不要隐瞒事实，让他们知道这个情况和方案，一起沟通解决。如果有什么难以启齿的，我来帮你描述清楚。小文纠结了一会儿，也就很快答应了，她可能感觉到有我这样的一个女性医生在身边，能够和她的父母一起成为她的些许依靠。

由于我是在异地进行的两筛工作，爱人和孩子都不在身边，下班时间我都尽量和病人、病属在一起，继续着工作中的长尾部分。几天后的一个晚上，小文的父母过来了，显然聪慧懂事的小文已经做了一些铺垫，他们已经有了一些心理准备。但是在提到放置曼月乐的时候，孩子的父母还是很难接受。当时的小文还没有过性经验，而放置曼月乐是需要经过阴道的。

经过了实际时间并不算长、但是对小文及父母来说仿似时空凝固的一段沉默，小文和父母权衡再三，接受了整套治疗方案。我也长舒了一口气，马上投入对小文的治疗。

在第一阶段的用药期间，小文的子宫就缩小到了孕 9 周大小，就可以放置曼月乐了。通常来说，一般在子宫恢复到孕 8 周左右放置曼月乐，但是像小文这样的年轻女子，子宫虽然大，但是内部宫腔还是比较小的，稍早一点放置也无妨，同时也不会影响她很快到来的新学期开学。

我时常会想起小文，这个要强的、聪明的、可怜的女孩子。

后来我和小文保持着低频次的联系，有时互相打个电话。我叮嘱她，一定要改掉不良的作息习惯，要锻炼好身体，不要总是吃外卖，尽量调节好自己的心情，我期望她能够按照自己的生活学习环境建立健康的习惯。现在，她已经毕业并参加工作很久了，也一直没有什么不良反应。

我的职责要求我大多数时间都在医院，接诊和治疗一个个像小文这样的患者。但我同样是一名女性、一个母亲，我内心深处对小文的未来隐隐担忧。我没有追问小文是不是有了男朋友，是不是要宝宝，是不是心底里有些期许和遗憾，我不允许自己去刺探女孩子们这方面的隐私。但是我会去想，如果她有了心仪的男朋友，当他成为了她的丈夫，她想要怀孕，就要取环，取了后会不会复发，如果复发子宫能不能保留，如果能保留……这就是子宫腺肌症的不确定性。这也是我权衡再三后，为小文选择保守治疗的原因。

高发的子宫内膜异位症

如前文所说，子宫腺肌症归属子宫内膜异位症。子宫内膜异位症在 20 世纪五六十年代，还是比较少见，现如今已经是相当地常见。我在门诊接诊中所遇到的差不多 1/3 是子宫内膜异位症患者。在病房，因子宫内膜异位症而进行的手术，能占到妇科手术的 25%—26%。

子宫内膜异位症本身并不可怕，只要及时发现，一般不会

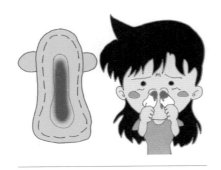

"经血倒流"至鼻腔

影响生殖。我想提醒女性朋友们的是，注意自己的每月一次的来访，当痛经很明显的时候，要自我判断一下。当下，在20多岁的年轻女性中，这种情况越来越常见了。

在过去，我们常用"经血倒流"来解释子宫内膜异位症，就是说，月经血会经输卵管而倒流到腹腔，会异位在鼻腔、气管、肺脏器官等地方，随即发生种植。我想，在叙述这个"异位"过程的时候，很多朋友脑中已经有一个活跃的画面了。我再举一个极其罕见、但是的确发生的例子，一个健康的女生，每次来月经前1天开始流鼻血，到第2天稍多，4、5天后出血自行停止，与月经周期一致。经检查，发现子宫内膜活性细胞，原来是内膜异位到了鼻腔，种植了下来。

有些女生可能听家里的老人说过"经期不要倒立"，也会跟"经血倒流"联系起来。我想，可能不是你所脑补的那个"倒着流"的那个场景，但是，还是不要尝试在经期做倒立。

近年来，子宫内膜异位症病例持续增加，学说却无法完全解释其原因。如今，我们更注意到人体免疫能力的影响，特别是城市中的职业女性，她们的工作、生活压力大，精神紧张、持续劳累，都有可能是引发的因素。

就像我们的传统中医认为，经血倒流是由于水热气逆、肺肾阴虚、肝经郁热等因素所致，理解起来是一样的，平常尽量避免性情急躁、生闷气、忧虑抑郁和情绪反应过激，从精神上呵护好自己。

实际上，在我每年做的几百台手术里面，有相当一部分是剖腹产，尤其是在内蒙古工作的时候，一是因为我时为妇产科主任，二是当时欠发达地区，但凡来就医的，都是问题较大的患者。在进行剖腹产手术的时候，我会特别小心，因为在胎儿娩出，剥离胎盘的过程中，会有肉眼难以发现的子宫内膜碎片，它们有可能会掉到任何地方，包括散落在腹壁切口处，并种植于其中。在缝合腹壁切口以后，子宫内膜组织就会增殖和侵袭，在局部形成包块，这就导致了"切口子宫内膜异位症"。等生完小孩，恢复月经，随着月经周期逐渐增大，便会切口处不舒服，并逐渐出现包块，包块继续增大，并伴有腹痛产生。

在我所做的手术里面，每年都会有四五台手术，是患者被诊断出"切口子宫内膜异位症"后，我为其所做的切除。虽然"切口子宫内膜异位症"是一个良性的病变，但会向周围组织浸润性的增长。手术是唯一的办法，只要手术剔除干净，切除异位病灶，术后一般不会复发。

现在的年轻女性，在面对剖腹产手术的时候，普遍关心医生的缝合技术、关心不留疤痕的美容针、关心术后体型的恢复等等。但对于我们医生来说，不仅要关注上述问题，同时也要关注"切口子宫内膜异位症"，由于这种情况有时防不胜防，所以医生更应该要有这个概念和做好预案，以便最大限度地避免它的发生。

二、

大多数卵巢囊肿会自行消失

子宫内膜异位症和巧克力囊肿有关系吗?

卵巢囊肿需要手术治疗吗?

卵巢囊肿和卵巢癌的区别是什么?

很久以前，有位年轻活力的朋友问了我一个问题："段老师，你说卵巢囊肿是不是门玄学？"我想她可能有过发现囊肿又消失的经历，便说，"它不是一门玄学，是你的身体真的很健康，囊肿就悄悄离开了你。"

她听到非常开心。当时因为时间关系，我没有将卵巢囊肿讲的非常系统，今天想来，可以挖一挖我所经历的故事，捋一捋我所触碰过的知识，与大家分享。

在生育年龄的女性，会遇到卵巢肿大的问题，不要担心，它们会被分为生理性的和病理性的。其中，生理性的很多见，如在排卵后、月经之前，可能发生卵巢肿大。另外在妊娠早期，由于卵巢要为胚胎生长提供足够的孕激素，直到孕四个月胎盘形成后，才能取代卵巢的这一功能。孕四个月后，一般会自然消退。而病理性卵巢囊肿，指非肿瘤的卵巢良性疾病，包括卵巢滤泡囊肿，由黄体退化不全引起的黄体囊肿，因葡萄胎、绒癌等引起的黄素化囊肿，因为内分泌失调引起的多囊卵巢综合征等。

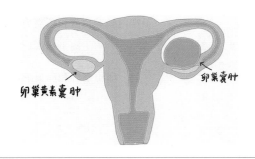

左侧为生理性囊肿，右侧为病理性囊肿

遇到病理性卵巢囊肿，不要过多担心，这些良性疾病的特点是，当病变达到一定体积后，即停止继续长大，多数直径在 4~6cm，除非发生破裂、蒂扭转等并发症，一般没有症状可自行消失。像黄体囊肿，有时会发生破裂，但通常出血不多，也不需要手术。但如果患者有凝血的问题，或者碰巧侵蚀到了大血管，也可能发生大出血，需要手术。

有惊无险的巧克力囊肿

1978 年，是我大学毕业第三年，也是我做妇产科医生的第三年。那个夏天非常炎热，我坐在微微发闷的救护车里，打开窗，吹着草原的风，迎着些许的尘土，碾着土路晃晃悠悠，从旗县赶往两个多小时车程外的牧区，去接一个病人。

那时候，我们旗县医院只有一辆救护车，医院接到电话，就外派救护车去接病人，一般来说，属于哪一科室的病，就由哪个科室的大夫去接病人，难以判断病情的，就由急诊科的大夫外出去接。在很长一段时间内，由于车身空间的限制，我们的救护车还是停留在运输角色上，只配备了简单的急救设备。不像今天的救护车，有负压急救车、"移动 ICU"救护车、转运车，甚至有"空中救护车""水上救护车""两栖医疗车"，逐步往高科技、高智能、高效率的方向发展。

总算来到了时年 38 岁的乌云家里。进门就见她躺在炕上，浑身无力。乌云说，今天早上还挺好的，晚饭后还去地里干了些活儿，搬了一些重的东西，突然肚子痛了起来，越来越痛、越来越痛，连路都走不了了。家里没有其他交通工具，走路到旗里就得一天时间，想来想去，还是叫了救护车。

乌云描述完自己的情况，仿佛用完了所有的力气。我给她做了简单的检查：血压正常，脉搏稍快一点，体温正常，下腹部饱满、压痛、反跳痛，腹肌紧张。我极其小心地又为她做了一个妇科内诊，发现盆腔有一个包块。

当时我还比较年轻，经验不足，便动用所有的知识和实践，先进行排除法诊断：第一为阑尾包块，但患者并没有发烧、发炎的症状，不太像；第二为宫外孕破裂，但她血压却比较正常，也不像有内出血；剩下就是考虑卵巢囊肿蒂扭转了。

这一路，我大致确定卵巢囊肿蒂扭转的可能性最大，它就像突然扭伤的一个关节一样，可能不碰不疼，但是一碰就疼。救护车一路小心地开、慢慢地开，生怕遇到大的颠簸，导致乌云的疼痛加剧。一路上，我和护理保持着正常的观察和监测，如果血压或者哪里有问题，就需要及时救治；如果生命体征平稳，就尽量让病人保持心态平和；如果还能有一搭没一搭地聊几句，也能让病人忘记当下的不适。

本着谨慎对待的态度，我请了外科值班医生会诊，并再次做了详细的妇科检查后，还是考虑卵巢囊肿蒂扭转的可能性最大，需要立即手术。

写到这里，我想可能会有朋友问我，怎么净是"大致""考虑""可能"这种模糊不清的术语？给个确诊诊断不好嘛？且慢，你继续听我道来。

20 世纪 80 年代初，我和我的同事们第一次见到了 B 超机。当时，我调到鄂尔多斯医院工作，那个时候医院购进了一台 B 超机。这个名字，一听就感觉很厉害，一是因为有英语字母，二是因为有"超级"的超，那时真是闻所未闻、见所未见。我问院里的同事：B 超是什么？同事说，这东西可神奇了，接上电，一番操作之后，就能看到子宫，能看到卵巢、输卵管，能看到很多我们肉眼看不到的东西。并且，女人们怀孕六到八周，就能看到胎心和胎芽！

她没说完，我就想直接冲到机器面前看一看。我太兴奋了，我太想看看这个神奇的东西了。

当时，正好有个妇女找我检查。她已经停经八周了，想终止妊娠。我寻思，不是说有 B 超这个神奇的东西吗，那我正好给她试试。

等她躺在床上，B 超机就在她身旁。开机后，B 超大夫拿起一个探头，在病人小腹处扫描，我紧张地盯紧了屏幕，出现了，屏幕上出现了动态的黑白影像，子宫的大小一览无余，看到了宫腔里面的孕囊，看到了胎心和胎芽。我激动得说不出话

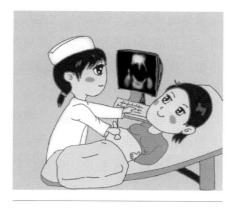

当医院有了 B 超机

来，我想，有了它，我再也不会吸空和漏吸了！

　　吸空和漏吸，是临床分析中的常用词，多用于人工流产手术。吸空，多指宫腔内无妊娠胎囊而误作人工流产手术；漏吸，多指宫腔内有妊娠胎囊，而手术中未能吸出胚胎组织，或仅吸出少部分，以致术后胚胎继续生长。90年代初，我在《全国妇产科学术论文汇编》中发表的《人工流产术吸空和漏吸78例临床分析》里有个数据，从1980年5月到1990年5月，在某院门诊的22324例人工流产术中，发生吸空者45例，发生漏吸者8例，发生率分别为0.2%和0.04%。发生率虽不太高，但是会有漏诊宫外孕以及其他原因导致的闭经、子宫肌瘤、囊肿等异常情况的可能。我在文中也呼吁进行化验和特殊辅助检查，尤其以B超为代表，对诊断具有较高的参考价值。将吸空和漏吸减少到最低限度，其实一直是我作为一名妇产科一线医生的愿望。

　　正是限于当时的医疗技术条件，面对当时乌云的情况，我在无尽的"大致""考虑""可能"之间，探寻、排查、问询和使用了一切能够使用的辅助工具与智力支持。那时候的所有经验和知识积累，就是B超出现之前，医生们的"透视眼"。

　　和家属交代病情、签字、将乌云推进手术室。于下腹部正中切口，打开腹腔，探查发现右侧卵巢有直径10cm的肿瘤。肿瘤表面光滑，无黏连，蒂部扭转360°，腹腔内有少量渗液，子宫、输卵管以及左侧卵巢皆正常。钳夹蒂部扭转处，迅速切除肿瘤，缝合断端，冲洗腹腔，仔细检查，未见异常，关腹。

知识小贴士

什么是蒂部扭转?

蒂部扭转，顾名思义，就是囊肿的根部在腹腔中打转。蒂部扭转360°，等于转了一大圈，就像我们把毛巾里的水拧干，这个过程中，就把血运、营养都阻断了，会导致剧烈疼痛、坏死、感染或内出血等。

乌云当时的痛苦，大家就可以想象了。出院的时候，乌云的样子变成了"蓝天白云"。

乌云的囊肿取出后，我切开标本查看肿瘤组织，很明显地，瘤腔流出了呈巧克力色的液体。但是，它依然有至少两种可能性：要么是由于扭转出血坏死导致的血液颜色改变；要么是子宫内膜异位导致的巧克力囊肿。

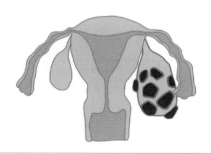

巧克力囊肿示意图

要想明确结果，就需要病理诊断。病理学诊断，是疾病的最后诊断，被医生称为疾病诊断的"金标准"，是目前临床诊疗中不可缺少的重要一环。

　　患者就医后临床医生除运用各种临床检验、腔镜、影像学检查等方法对疾病进行检查外，往往还要借助于病理学的各种方法来对疾病进行确诊。尤其是在确定肿瘤的良恶性方面，病理诊断具有很强的权威性。

　　病理医生对临床医生送检的活检组织样本通过各种方法做出诊断后，发出病理报告。一份病理报告包括肿瘤类型、亚型、级别、大小、分期等等，几乎涵盖了肿瘤所有的细节和必要特征。病理报告不但可以帮助临床医生决定下一步的治疗方案，如手术治疗还是保守治疗；还能帮助临床医生寻找疾病的"真凶"。

　　我当时所在的医院，还没有病理科，只能送到大医院去做病理。两周后，病理结果出来了：子宫内膜异位巧克力囊肿。

 知识小贴士

　　什么是卵巢巧克力囊肿？
　　我们已经知道，子宫内膜异位症是内膜种植转移到了子宫之外的部位。当子宫内膜异位到了卵巢的皮质，每个月反复出血，逐渐会形成囊肿，这就是卵巢巧克力囊肿，简称"巧囊"。卵巢是最容易被异位的子宫内膜所侵犯的器官，随着激素水平周期性的变化，囊肿的内部会发生周期性的出血，并且陈旧性的血液如果聚集在囊内，就会形成咖啡色黏稠的液体，并且形态像融化的巧克力一样。

在上一章，我们已经讲到了子宫内膜异位症和由它导致的腺肌症了，乌云的这个案例则是子宫内膜异位症导致的卵巢巧克力囊肿。

根据近年来协和医院的一组统计数据，在妇科门诊中，有1/3 被确诊为子宫内膜异位症患者；在病房中，因子宫内膜异位巧囊进行手术的患者占 26%，可见它的普遍。

虽然乌云是我在 20 世纪 70 年代的病人，但巧克力囊肿依然被称为女性的"现代病"。

在良性卵巢囊肿家族中，卵巢成熟囊性畸胎瘤也非常常见。我曾经清楚地记得，有位患者向我再三确认，是不是那个"畸形"的"畸"，是不是那个"胎儿"的"胎"时，我有点啼笑皆非：她一定是想成了跟妊娠畸形相关的瘤子。

 知识小贴士

关于畸胎瘤

实际上，畸胎瘤是女性卵巢肿瘤中的一种，发病与妊娠毫无关系。但具体发病原因尚不清楚，因为大多数发生在卵母细胞成熟分裂之前，估计可能是由第一次成熟分裂失败引起的。

它们大多数是良性肿瘤，并且非常常见，几乎占女性生殖系统良性肿瘤的半壁江山。数据中，良性率能达到 97%，并且，这 3% 不到的恶变率多发生在 50 岁左右。年轻患者不用过于担心。

然而在 20 世纪 80 年代的时候，在当时的医疗条件下，并不足以总是出具乐观的论断。

1984 年，是我从事妇产科医生的第 8 年，接诊了一位 28 岁的患者小凤。小凤已婚已育，有一个可爱的 8 岁的孩子。

她说，自己摸到了下腹部有一个瘤子。以前可能就有了，但是不痛不痒，也没有其他征兆，平时月经正常，没有痛经。

我给她做了检查，发现盆腔中有直径15cm大小肿物，活动好，表面光滑，囊实性，子宫大小正常。考虑卵巢肿瘤，住院治疗。

第三天手术，发现左侧卵巢肿大到直径20cm，表面光滑，无黏连，右侧卵巢、输卵管均正常，子宫大小正常。在迅速切除左侧卵巢肿瘤和左侧输卵管后缝合。

术后检查标本，肿瘤的外形呈椭圆状，表面有光滑的包膜。切开标本，可见有黏稠液体流出。囊肿中，可见毛发和油脂，还有牙齿和骨片。送病理，诊断"成熟囊性畸胎瘤"。

确认诊断，不是我所担心的其他情况，就放心多了。

多年后的一天，我在商场再次遇到小凤，小凤带着一儿一女来打招呼，她又多了一个健康的孩子。

把巨大卵巢囊肿取出来

2005 年，一名42岁的蒙古族女性走到我面前，她叫其其格，挺着大肚子，看上去像是怀着双胎，我当时以为她要找我做剖

知识小贴士

关于良性卵巢囊肿

在良性卵巢囊肿的家族中，卵巢上皮性肿瘤最为常见。顾名思义，它来源于卵巢表面的上皮（体腔上皮）。卵巢上皮性肿瘤，最常见的则是囊腺瘤，它主要包括两类：浆液性囊腺瘤和黏液性囊腺瘤。

◎浆液性囊腺瘤呈球形，大小不等，壁薄，光滑呈囊性，而且囊内充满黄色清凉的液体。

◎黏液性腺瘤呈卵圆形，灰白色，表面光滑，囊内充满胶冻样的黏液，偶尔会自行破裂。这种囊腺瘤比较大，往往会生长到巨大，据资料记载，超大者可有170斤，在一些地方医院也常能见到重几十斤的囊腺瘤。我把它们称之为"巨大卵巢囊肿"。

腹产手术——是的，那你猜到了，她就是一名"巨大卵巢囊肿"患者。

其其格愁云满布，说起话来直截了当："医生，我不是怀孕，我长了个大瘤子，你看我还能不能做手术了。"

我当时对其其格的情况没有把握，也以直截了当的话跟她说，"那你等我做完几台手术，出来就给你检查，检查完就跟你定。"

"好的，我一定等着"，讲话干脆利落但行动步履蹒跚的其其格转身走了。

当天，我还有5台宫腔镜手术，都比较顺利，刚过晌午就做完了。草草扒了几口饭，我想，其其格应该还在等着我。

果然，她就坐在办公室门口。当时，我在内蒙古自治区医院工作，其其格是从大老远的二连浩特赶来。

"二连浩特"是蒙古语音译，"二连"以附近额仁淖尔（湖）命名，意为"斑斓"，"浩特"意为"城市"，"二连浩特"意为斑斓的城市；我所在的医院，在呼和浩特，"呼和浩特"也是蒙古语音译，意为"青色的城"。

《人民日报》曾有篇文章说："老人不管白天黑夜，骑着快马从一个'浩特'奔到另一个'浩特'，从一个蒙古包走到另一个蒙古包。"

就像今天舟车劳顿、从一个她那个"浩特"奔到我这个"浩特"的其其格。

其其格说，本来不想这么远跑来的，太耽误事了。家里两个孩子，有牛有羊，一堆农活，但不来不行了。

从几年前开始，其其格的肚子逐渐变大。原来以为是生活好了、吃的饱了，才逐渐胖了。可是这两年来，不仅在变胖，还在变弱，走路都困难，胸闷气短，最可恶的是耽误了干活。

善良的牧民见了其其格，告诉她，要看弄不清的病，就去大医院试试去，要不然很耽误时间呐。

趁着天色还早，我开始了对其其格的检查。摸到其其格的腹部，总觉得，是个实性囊肿物，但是又摸不到边际。

赶忙把她带到门诊 B 超室，做了超声检查，果然，好大的肿瘤。

收治其其格，我还是再三考量了下。然而其其格答应手术却是无比痛快。朴实的牧民，朴实的信任。

手术当天，我特地通知备血。通常手术前，对于认定较为危重的病人，我们会提前备血；同时一些特殊情况，像其其格这样这么大的肿瘤，为防止手术过程中出现意外情况，我们也会备血。

其他的手术准备如常，不同的是，当天前来观看手术的同事和学生特别多。我们医院是一所三甲医院，同时也是教学医院。年轻的同事们和上进的学生们，听说妇产科要做一个特别罕见的卵巢肿瘤手术，有可能是近年来最大的一颗，他们都想看一看到底有多大，都想学习一下手术操作，都想增加实践经验。经过主治医生及手术室负责人的同意，他们换好手术衣，集中精力，静静等待。

刷手、消毒、切口。在手术台前，我的世界会变得很简单，没有我自己，也没有别人，甚至是万籁俱寂没有声音。在这个小世界里，只有我想达到的那个目标。

切口从下腹部纵切口向脐左上方延长，切开腹壁，进入腹腔探查，肿瘤表面光滑，质地柔软，占满了整个腹腔。

再往下，向后可触及到子宫。肿瘤为左侧卵巢，右侧正常大小。瘤体和腹膜稍有挤压感，但无明显黏连，包膜完整。

起初，我想把肿瘤完整地取出来，但试了试，因瘤体太大，切口又没法延长，取不出来。只好将切口周围组织用纱布保护好，在瘤体上切一个小口。接着，用吸收器把肿瘤里分泌的囊液吸出来。

吸了一会儿，吸不动了。这时，瘤体已经稍有缩小，但还是取不出来。

我继续调整，将肿瘤切口扩大，用手进入瘤腔内，边分离边将呈胶冻状的乳头状组织拿出来。这时，肿瘤慢慢地变小了。

下一个流程，又回到范式流程，将肿瘤切口缝扎好，并完整地将其取出。在瘤蒂部卵巢固有韧带处，钳夹、切断、缝合。

肿瘤取出后，测量大小，45cm×52cm，重量 8655g。送病理检查 40 分钟后汇报：黏液性囊腺瘤，良性。再次探查，子宫及右卵巢均正常。冲洗腹腔，放置引流管，关腹。术后恢复正常。72 小时后取出引流管。一周后拆线。第八天，其其格活动自如，出院回家了。

临走前，她声音爽朗："你得记得我家在哪，过来找我玩啊！"

后来有同事问到，在这台手术中，我用手进入瘤腔分离乳头状组织，这方法是怎么学来的？

我说，这不是我学来的，是我临时想出来的。并且，用手分离是因为，手的触感，是我能想到的探查肿瘤和保护黏膜的最佳方式。

其实我还想到一些方法。但如上所说，在手术室这个简洁的世界里，医生看似安安静静、全神贯注，实际上大脑神经元处于高度活跃的状态。在这个时候，我遵循一个原则——其实这个原则的名称是我从年轻朋友们那里听来的，但一听就觉得十分应景，它被称为"奥卡姆剃刀"："如无必要，勿增实体"，选择最简洁的方式达到最直接的目的，它应该也是最优美、最好的方式。

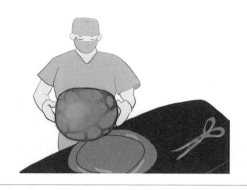

医生取出巨大卵巢囊肿

这就是一则典型的黏液性囊腺瘤，也是"巨大卵巢囊肿"案例。

近些年来，像这么巨大的肿瘤已经非常少见。因为医疗条件的进步，因为科学技术的发展，因为先进工具的使用，加上大家都有了体检的好习惯，导致大部分的肿瘤都发现较早、治疗较早，一般 5cm 以上的肿瘤，一旦确诊，就具备手术指征了。

针对小的卵巢肿瘤，医生的手术难度就小得多了，微创手术也已经非常常见。

尤其针对生育年龄的女孩，患有良性卵巢囊肿，则需要小心剥离囊肿，不要破坏表面的薄层。相比起来，子宫是肌纤维组织，质地比较粗硬一些，剥起来的时候，是相对容易的；而卵巢囊肿一般比较柔软，包膜比较薄，动作要娴熟，要小心破裂，如果能够完整剥离是最好。如果囊肿比较大，就先用吸引器抽取囊中液体，变小后剥离。尽最大努力为她们保留卵巢，保留将来的生育功能，是我们所必须考虑的。

当它被称为卵巢恶性肿瘤

　　卵巢囊肿、卵巢肿瘤、卵巢恶性肿瘤、卵巢癌，这些名词，朋友们可以简要厘清一下。一般来说，卵巢囊肿和卵巢肿瘤经常混用，卵巢肿瘤有时成为一种统称，而卵巢恶性肿瘤和卵巢癌是相互表述。

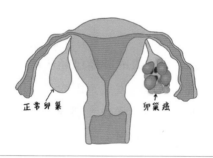

正常卵巢　　　　　卵巢癌

左侧为正常卵巢，右侧为卵巢癌

　　其中，卵巢恶性肿瘤又称为卵巢癌。在目前的医疗条件下，一旦彩超检查考虑是卵巢癌，就应该进一步做肿瘤标记物，同时做增强 CT 来确诊卵巢癌的期别。然后再根据检查结果，来判断是否有手术的可能性；如果还可以进行手术，就需要尽快住院完善术前相关检查，然后行开腹手术，将子宫附件全部切除，而且还需要进行盆腔淋巴结清扫手术，术后还需要使用顺铂、紫三醇等药物来进行化疗。

现在的我们，在确诊卵巢癌的条件下，能够非常娴熟地写出全部治疗方案。但在这之前，诊疗手段正如一个倒装句，将关键步骤换了顺序，或者说，它在时间上是一个回旋：你首先去打开她，才能知道她是否安好。如果她有恙，你燃起斗志带她和病魔抗争到底；但，假如她无恙，她是否理解为了这前进的一尺、所必须要迈出的这一步？

2003 年，我记得那是个中秋节后的一天。51 岁的彩铃找到我。我问她，哪里不舒服？彩铃说，也没啥不舒服，就是体检单的好多化验看不懂，想找我来看一看，内科外科都看了，都说没什么事。

我发现她的 CA125（肿瘤标记物）特别高，做妇科检查，没有发现异常情况，就给她开了 CT 和核磁检查一下。

结果发现，彩铃左卵巢有 1cm 大小肿物，血运丰富，可见毛刺样改变。联系 CA125 指标，怀疑会不会是卵巢癌。

我让彩铃把爱人叫来，一起聊聊。她答应了。

彩铃和她的爱人都从事教育事业，讲起话来彬彬有礼、条理清晰。他们来的时候，我并没有告知具体的情况，但看起来，他们有点思想准备，一进来就说"段医生，您把这个病说说吧，我们俩能理解"。

我把现有指标和有可能的情况尽量描述清楚，并且告诉他们，目前还没有腹水、转移的迹象。如果能够接受，就需要尽快手术治疗，如果是卵巢癌，时间越久越容易转移。

夫妻二人在三天后再次找到了我。那是一个清早，能看出他们几天的纠结和疲惫，但是也能看出他们的深情和相互的支撑，他们同意手术治疗。

我担心这两口子心情积郁，于是话痨上身，详细地把手术情况和术后放疗情况讲了很多遍，以及手术中病理检查确诊后，扩大手术范围的情况也描述了一遍。他们同意，签字了。

手术当天，还算顺利，检查腹腔发现：左卵巢略肿大，表面无黏连和侵蚀，包膜完整，将瘤体从腹腔拿出，看到左卵巢表面血运丰富，似乎要破裂。

我很快将左侧卵巢固有韧带钳夹、切断、取出、送病理检查，并取了腹腔冲洗液。

40分钟后汇报：上皮细胞癌。

我赶紧跟彩铃的丈夫交代病情，决定实施全宫双附件切除。家属同意了。

手术又进行了两个半小时方才结束。

彩铃恢复得挺好的，两周后出院了。我又让她回来化疗了

知识小贴士

恶性肿瘤的分期

在恶性肿瘤分期当中，可以分为四期，分别为Ⅰ期、Ⅱ期、Ⅲ期、Ⅳ期，在这四个分期当中，又进行了比较详细的划分，比如肺癌当中，Ⅰ期当中，又可以分为Ⅰa期、Ⅰb期、Ⅰc期，其中Ⅰa期指的是肿瘤的体积小于2cm，对周围组织没有侵犯，没有淋巴结转移，也没有远处脏器转移。

六个疗程。当时的术后病理为：卵巢上皮细胞癌 I a 期，也就是早期。

彩铃现在已经 70 多岁了，她现在身体健康，爱好广场舞。

对于疑似癌症患者，"打开？不打开？同意？不同意？万一不是呢？"这些问题，总会搅动到我的内心。

但当医生的天职和经验驱动我的时候，我必须告诉病人及家属：我要与它们（病灶）见一面。

我会想起我的朋友曾经为我分享过的一首歌：为了这次相聚，我漂洋过海的来看你。我连见面时的呼吸，都曾反复练习。

三、

子宫肌瘤，忽略还是切除

子宫肌瘤分为哪几种?

什么样的子宫肌瘤需要手术切除?

患有子宫肌瘤还能怀孕吗?

　　一提到妇科常见肿瘤，大家可能多会想到子宫肌瘤。是的，它非常常见，有些女孩在常规妇科体检的时候，就会发现有肌瘤存在，在她们变得紧张之前，医生一般会轻松地告知"有颗小肌瘤，不要担心，不影响身体健康和生育"。

　　一般来说，患有子宫肌瘤的女性，平时月经规律，腹部不痛不痒，是不需要进行治疗的。在 30—50 岁的成年女性中，有 20% 的人患子宫肌瘤。在我接诊的病人中，子宫肌瘤在 20—30 岁的年轻女性身上也经常发现。经 B 超扫描即可确诊。只是瘤体有大有小、有多有少；有的人有症状，有的人无症状；有的在体检或其他检查时被发现，有的终生未察觉。

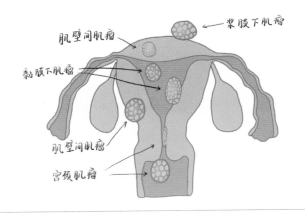

常见的几种子宫肌瘤

　　而在一些情况下，会表现为子宫出血，月经量增多，周期不规律，这应当引起注意，建议前来医院进一步检查。

保住子宫的多发肌瘤剥除术

2006 年，是我从事妇产科医生的第 30 个年头。我如往常一样，起床、吃早饭、骑自行车去上班。快到医院的时候，就听到手机不停地响。我停下自行车赶紧回拨过去，电话另一头是一位半年前我为其做过手术的患者。她说，今天有一位叫小兰的病人会来找我看病，希望能够多加关注她的情况。

到了办公室，我换上白大褂，去病房查房，在了解和更新完住院病人信息后，到了门诊出诊。大约十点，小兰走了进来。

小兰 35 岁，个子蛮高，看上去身形健硕，但却颜面苍白、讲话有气无力，并能看到她的腹部略显膨出。

小兰五年前就感觉腹部不适了，经常腹痛。她是一名教师，平时工作很忙，难以腾出大块的时间专门检查，自己也没有太在意。这三年来，月经量逐渐增多，时间也长，月经要 8—9 天才能干净，肚子也更痛了。因为月经血多，造成了贫血，在当地医院输血两次。这个情况已经给小兰造成了非常大的困扰，一方面是生活负担，一方面是精神压力。

在当地医院就诊后，判断小兰患有肿瘤，并且肿瘤比较多，其中有一些已经长得很大了，需要手术治疗。小兰一听就慌了，这种手术治疗，大概率是要切除子宫的。

聊天后我才知道，给我打电话的那位，她的孩子正是小兰班上的学生。她与小兰的病情差不多，半年前找我做的手术，成功摘除了肿瘤，并保留了子宫。

当小兰说，"段医生，我想保住我的子宫"，我感受到了她深深的无助和渴望。

我给小兰做了常规的妇科检查，发现她的子宫大约有妊娠6个月大小，宫底平脐，表面凹凸不平，质硬，活动好（没有黏连，可推动）。这几年来，小兰的肌瘤在持续生长，子宫从孕3个月大小已经长到了如今这么大。

当时考虑"多发性子宫肌瘤"，需要手术治疗。只是，小兰还没有生孩子，这么大的瘤体，还能保留子宫吗？哪怕保留子宫，今后小兰还能生育吗？一般来说，肌瘤取出后，切口部分也是很容易破的，今后如若生育，就会有一定的风险。尽管我有些不安，还是叮嘱小兰，保持心情舒畅，进行进一步检查后，大家一起商议方案。

 知识小贴士

子宫肌瘤如何分类?

我们所称的"肌瘤"，顾名思义，就是从肌层长出来的瘤体。根据肌瘤的不同发生部位和不同生长方式，子宫肌瘤可以分为肌壁间肌瘤、浆膜下肌瘤和黏膜下肌瘤。

◎肌壁间肌瘤：肌壁间子宫肌瘤是子宫肌瘤的主要类型。子宫壁，是由纵横交错的肌纤维组成的，它的外表面是浆膜层，内衬是黏膜层，或称子宫内膜。肌瘤位于子宫肌层之间，周围都被子宫肌层所包围着。

◎浆膜下肌瘤：大约占子宫肌瘤的 20% 左右，肌瘤向子宫浆膜内面进行生长，并且突出于子宫表面。肌瘤的表面只是由子宫浆膜所覆盖，如果继续向外生长，可以突出于子宫体之外，仅仅有一个蒂跟子宫体相连，称为带蒂的浆膜下子宫肌瘤。这种肌瘤它的营养和血液供应都来自于蒂部，如果血液供应不足可以导致肌瘤的病性坏死，蒂部也可能会发生扭转甚至是断裂，引起肌瘤的脱落，甚至突发急腹症。

◎黏膜下肌瘤：也就是子宫肌瘤向宫腔方向生长，由子宫黏膜所覆盖，这种情况的患者常常会有因子宫收缩而导致的剧烈腹痛。黏膜下肌瘤也会形成带蒂肌瘤，有时会脱垂到阴道中。一般来说，黏膜下肌瘤往往采用宫腔镜下切除，这种手术相对较小，后面我会写一段有关的小故事。

简而言之，不同种类的子宫肌瘤，因为它生长的方向不同，导致了不同的病变，肌壁间形成肌壁间肌瘤，向内突出形成黏膜下肌瘤，向外表生长形成浆膜下肌瘤，有时候也会长成一个新的实体。

经过进一步的检查，小兰的子宫肌瘤数量多、分布广，主要为上述分类中的"肌壁间肌瘤"和"浆膜下肌瘤"。

拿到最终结果，我对小兰的情况进行了充分的、反复的评估。我想为她保留子宫，我要尽力避免一切突发情况，以及术后的妊娠、内膜异位、肿瘤复发导致的不良后果。在经过与小兰和她的家属的详细沟通后，签字同意，开始进行手术准备。

手术当天是星期二。我和往常一样，蹬车上班，换衣，查房，之后进到手术室。病人麻醉好后，摆好体位，消毒，铺单，开始手术。

打开小兰的腹腔，我用的是竖切口术。关于手术切口的选择，我想可能很多朋友不太熟悉，我在这里多讲几句。从古到今，我们进行手术的时候，往往是"病在哪里、切在哪里"，

就像一般的妇科手术会在下腹部正中切口，像肝的问题就会在
右侧上腹部切口，阑尾手术就在右侧下腹部。

　　至于切口的方向，像阑尾手术一般选择斜切口，剖腹产手术
则有横切和纵切。剖腹产手术的横切口手术是近几十年开始的，
之前大多是纵切口。

　　近年来，我接诊了很多育龄女性，她们在面临剖腹产手术
的时候，有不同的担忧，包括在手术切口的认知上，存在不同
的误区。我记得有个年轻妈妈曾经说"我的肚子切得这么丑，
以后怎么游泳啊"。当我听到这样的话语，也是能够感同身受。

　　剖腹产疤痕是手术后伤口上留下的痕迹，一般呈白色或灰
白色，光滑、质地坚硬。大约在手术刀口结疤二至三周后，疤
痕开始增生，此时局部发红、发紫、变硬，并突出皮肤表面。
其中有的妈妈更会发展成病理性疤痕，不仅带来美观上的问题，
还会伴随瘙痒、疼痛等症状；更有甚者会侵入正常皮肤组织，
发生病变。有些女性反应较大，特别是在大量出汗或天气变化
时，常常刺痒得非要抓破见血才肯罢休的程度。所以在疤痕患
者中有"疼痛好忍，刺痒难熬"之说。做妈妈是不容易的，每
个人有每个人难念的经。我在这里说远一点，对剖腹产的切口
做一些说明，以免女性朋友们过度担忧。

　　现在的常规剖腹产手术，通常进行的都是下腹部的横切。
横切和竖切两种切口各有利弊。

　　横切口的优点是，本身切口位于子宫下端、耻骨联合的上
2cm，手术较好操作，创伤相对较小，容易恢复，视觉上不容

易留下较明显的瘢痕。

但在同时，由于一些神经组织在腹壁的下段都是纵形走行的，在进行横切时，一些小的神经会受到损伤。所以有的时候，产妇会觉得下腹部刀口的位置有麻木感，一般持续半年左右。另外还有一些潜在的问题，比如横切口手术视野比较差，更容易损伤膀胱等子宫周围的脏器。如果手术操作、子宫缝合不理想，容易造成腹腔内黏连。

竖切口的优点是，手术视野较好，对于一些危急的情况，竖切口上下延伸的范围比较大，有利于胎儿尽快娩出，安全性相对较高。但是，竖切对人体损伤较大，愈合速度比横切口要慢，美观程度不如横切口，容易留下瘢痕。

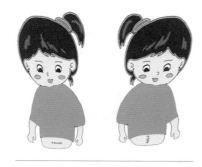

横切还是竖切？

回到小兰的子宫肌瘤手术。在切除较大的子宫肌瘤或盆腔肿物、或涉及癌变的大手术时，选择纵切口是比较稳妥的。这样一来，手术视野暴露较好，万一需要扩大手术范围，纵切口有着更好的可扩张性和可操作性。

切开腹壁，肉眼可见大小不等的肌瘤突出于浆膜层。探查子宫、卵巢、宫底，未见明显黏连，这是好事。因为小兰的子宫已经被肌瘤撑得很大，不能将肌瘤一下子拿出，所以要先剥离最大的浆膜下的肌瘤，只能边剥离边拿出。中间，我用松紧带压迫子宫动静脉的血运，防止大量出血，并每半小时放开一会儿，保持一定程度上血液的流动。当子宫暴露在腹壁后，再仔细检查小的肌瘤，继续剥离。

我小心翼翼把大小不等的肌瘤一个个找出来，摘除。并且经过反复地、仔细地检查，看看哪里还有难以发现的小肌瘤。

实际上，有些非常非常小的肌瘤，是我基于经验发现的。在剥离过程中，能够看到的就直接剥离了，看不到的则需要用手指去触摸、去感觉。因为肌瘤体比一般的肌纤维要硬，仔细检查就能察觉其存在。如果出现大规模的小肌瘤遗漏，复发的可能性也是很大的。因而我格外小心细致，并高度集中精力，跟随我的经验和直觉来寻找。

经过了短暂又漫长的两个半小时，手术顺利结束。我的眼睛和手部已经是极度疲劳，连忙叫助手一起继续查看标本。取出的肿瘤，共有大小不等 39 颗，其中，最大的约直径 9cm，最小的有绿豆大小。拿出的标本做了病理，都是良性的，我也长舒了一口气。

小兰醒了，我第一时间告诉她手术顺利的消息，她开心极了。

小兰年轻，加上心情大好，恢复得非常快，一周后就出院了。

我和她保持着联系，问询她愈合情况、月经情况、心情如何、体力情况等等。出院后，由于正常的伤口愈合过程，她阴道有着少量出血，半个月后就停止了。40 天后，她来月经了，量不多。三个月后，做 B 超检查，宫腔大小已经非常正常，子宫壁厚度均匀。

小兰在一年八个月后妊娠，孕 36 周后成功剖腹产下一名健康的女婴。

像在小兰腹中取出 39 颗肌瘤乃至更多、更大的情况，并不少见。子宫肌瘤通常大小不一，有的硕大如头，有的细小如珠。子宫肌瘤出现的数量相差悬殊，有单发的，也有多发的，顾名思义，单发就只有一颗，多发则可以达到数百之众。肌瘤在子宫内到处"安家落户"，常在宫体前后及底部，但也会在子宫角和子宫颈作梗，起到特别坏的作用。比如，导致不孕。约占20%—30% 的女性不孕不育，可能是由于肌瘤的位置在宫颈或者宫角，进而影响了输卵管的畅通而导致的。大部分人认为，子宫肌瘤的发生，和雌激素水平的升高或慢性盆腔充血有关。

为她选择全子宫双附件切除术

 知识小贴士

子宫肌瘤手术的选择

如上所说，对于子宫肌瘤患者，如果比较年轻，肌瘤比较小，可以做肌瘤剥除术，尽量保留子宫。但如果是年龄较大的患者，或者没有生育要求的患者，或者肌瘤比较多或是比较大，考虑可能会有恶变的、复杂情况，就最好切除子宫，防止引起肌瘤复发，导致二次手术的可能。

2012 年我就接诊了一个这样的患者。

当年，是我调到北京同仁医院工作的第四年。正好这一年，

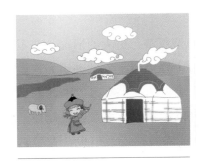

美丽的内蒙古草原

国家卫生部要求北京的三甲医院对口支援内蒙古的旗县医院。我们同仁医院对口的，就是内蒙古锡林浩特市医院。我第一时间便报名参加了。

锡林浩特，是锡林郭勒盟的盟府所在地。锡林郭勒盟，就是我们所说的"锡盟"。我在这里再次讲讲，就是因为记起了一个小故事。当时有个年轻朋友问我，"这里羊肉这么好吃，是'西蒙'的吧，不知道'东蒙'的会不会也这么好吃！"我听了哑然失笑，并告诉她，那是"锡盟"，是"锡林郭勒盟"，而不是"西边的内蒙古"。

我是蒙古族，是地地道道的草原孩子。我生在草原、长在草原，我的童年，就是在蓝天白云、羊群马背、舞蹈歌声和草地的拥抱中度过的。美丽的锡林郭勒大草原，就像那歌声中唱的一样："锡林郭勒草原上，有一首古老的歌，歌声激荡在我心头，那就是骏马的传说。我心中的绿色，大海一样辽阔。"。来到市医院，在出诊、手术、查房、讲课之外，有时间我就去草原上看一看，趁着没人的时候在草地里躺一躺，闻一闻久违的草原母亲的味道。在这些时候，我会同时继续深入到基层的乡卫生所出诊。

这一天，我就是在乡卫生所，突然看到一位白发苍苍的"老太太"，她挺着个大肚子，步履蹒跚。我当时有点惊讶：这位老太太难道是怀孕了吗？

她走到我身边，用着不太顺溜的汉语说，听说这里来了一位北京的大夫，就想过来看一看自己的病。

她叫斯庆，当年46岁，蒙古族。她叙述，肚子里长了个瘤子，已经十年多了，没想到越长越大，现在走路、放羊、干家务活都很困难，有时候感觉心虚气短，完全没有力气。

我问她，你的月经怎么样？斯庆说，月经量不多，但是时间很长，往往十天半个月才能走干净。

我说，都十多年了，怎么不抓紧看看，赶紧治疗啊。

斯庆的眼泪流下来了。到大医院路途遥远，花钱多，出去一趟，家里的猪、狗、羊就没人管了。好不容易去了趟锡林浩特医院，说瘤子太大了，做不了了，让转院到更大的医院去做手术。更大的医院，那要多远呐。

是的，草原太美了，但是草原也太大了。

我有一个朋友，早年在新华社内蒙古分社工作，经常要到基层去采访，他说过几个草原问路的小故事。在草原上，向经过的牧民问路：这个地方怎么走啊？放牧人会说，很近啊，就在那里，就拐三个山弯弯就到啦。结果这三个山弯弯，就得走大半天。

这位记者朋友还跟我分享他的"心得"：要听见牧民朋友说"不远不远，就在那边"，那么，一般也就两三个小时就到了。假如牧民朋友说"不远不远，就在那……边"，假如这个"那"拉起了长调，你就要小心了：可能你走一天都走不到。

锡林郭勒位于内蒙古自治区中部，北与蒙古国接壤，边境线长1103公里，西与乌兰察布交界，南与河北省毗邻，东与赤峰、通辽和兴安盟相连，总面积 20.3 万平方公里。其中，草原面积就占到了 17.96 万平方公里。截至 2021 年，锡林郭勒盟常住人口为 111.57 万人，这其中，农村牧区人口能占到将近一半。所谓牧区群众的"看病难"，主要是他们到区内外的大城市、大医院看大专家比较难，在遇到疑难杂症的时候，往往得不到及时的治疗。

听了斯庆的大致情况，我决定进一步检查，并在我能力所及范围内，为她就地治疗、为她及时治疗。

我给她做了常规妇科检查，发现腹腔肿瘤有妊娠足月大小，质硬，表面光滑，结合她之前的 B 超单和"巨大子宫肌瘤"的诊断，我大致心中有数，和斯庆商议后，决定在锡林浩特市医院给她做手术。因为她的子宫肌瘤已经非常大，生长得快，担心存在恶变，所以选择"全子宫双附件切除术"。

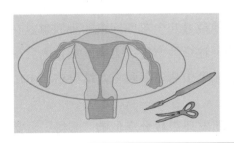

包括宫颈、左右两侧输卵管和卵巢的子宫切除术

全子宫双附件切除术，一般适合 40 岁以上的人群，适合病情比较严重，存在子宫肌瘤和恶性肿瘤类疾病，并且没有生育要求者。

手术很快便进行了。当天，我和市医院的妇科主任一起操作斯庆的手术。

打开腹腔，看到一个巨大的子宫肌瘤长在宫底部，与周围组织没有黏连。我当时想，没有什么黏连真的是个好事啊，可能是因为斯庆生活在牧区，不停地忙碌、干活的原因吧。

手术经过两个小时便顺利结束。术后解剖病理标本，宫底部单个巨大肌瘤，大约 7500g 重，是少见的足月妊娠大小。双侧卵巢均正常。

由于斯庆的身体底子不错，术后一周便出院了。

出院时我问她：你现在有什么感觉？

斯庆说：我现在走路就像飞一样，我现在觉得我轻松得像神仙一样，风吹过来我就跟着跳舞。

我说，你要一直这么高兴，你就像草原上的花一样。

多数子宫肌瘤患者会有一个明显的症状，就是压迫。增大的子宫向前压迫膀胱，会造成尿频和排尿困难；向后则会压迫直肠，表现为便秘或大便困难，并伴随腹痛。大约有 25% 的病人有此症状，尤见于黏膜下子宫肌瘤患者。

有黏膜下肌瘤存在于子宫，子宫便会收缩，似乎要努力将这个瘤子"排"出去，就像娩出胎儿一样。如果再出现瘤蒂脱垂到阴道，便会出现明显的月经增多、出血淋漓、剧烈腹痛。

子宫肌瘤在女性的各个年龄段都有可能发生，甚至是在少女时代。当然，绝经后肌瘤将不再发展壮大，但不可能消失。不知道正在阅读本书的读者，有没有小女孩们的家长，如果有，我想告诉你们的是，假如你的小孩被发现有子宫肌瘤，请万万不要责备、不要胡思乱想、不要过度紧张。这与少女的个人作风、品德好坏、是否乱来没什么关系，多数由于她们体内的激素水平紊乱引起的，只要不是太大，就不用处理。要宽慰她们，引导她们建立更好的生活习惯和饮食习惯，平时尽量不要吃含雌激素高的食物，多锻炼甚至多玩耍。

子宫肌瘤微创手术

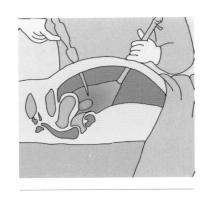

切口创面较小的微创手术

子宫肌瘤手术，除了如上的肌瘤摘除、子宫切除，还有微创手术。针对一些病情不太严重的患者，在一定条件下，进行腹腔镜下子宫肌瘤剥除术、宫腔镜下肌瘤电切术、阴道内肌瘤切除术等操作。

2013年的一天，我在同仁医院出诊，接诊了一位年轻女性。

小娟，30岁，汉族，婚后四年一直不孕，前来医院就诊。

小娟和她的爱人小涛都是独生子女，公公婆婆和自己的父母都期望她能够生一个孩子。因为一直没能怀孕，不仅是夫妻间经常闹情绪、闹意见，也经常会扩大到两个大家庭之间，导致两家也相互指责与不满。说到这些，小娟更焦虑了。

小娟说，自己近两年月经量明显增多，经期延长，上班时间经常因为头晕、恶心而效率低下，已经影响到了工作和生活质量。近两年，在当地大医院也看了，诊断是"多发子宫肌瘤"，但被告知做完手术后，能不能怀孕，并不能保证。

小娟有一些基础的医疗知识，她在自行获取和对比了大量信息后，告诉我，能不能试试不给她开刀，能不能给她做微创。

我很快安排了常规妇科检查，发现小娟的子宫有妊娠 3 个月大小，双侧附件正常。在做了 B 超和其他化验之后，诊断"黏膜下子宫肌瘤"。和小娟及其家属做了详细沟通后，我决定为她做微创手术，即"宫腔镜手术"。

手术中我发现，患者宫腔深 12cm，镜下可见宫腔左侧壁黏膜下直径 4cm 的肌瘤，宫底部前后壁内凸大小不等的肌瘤有 7、8 个。我小心翼翼地操作，生怕在操作中子宫穿孔，或者黏膜损伤过多，影响她以后的妊娠。

经过大约一个小时，我把黏膜下内凸的肌瘤悉数切除。术后，宫腔深度便回到了 9cm。

第二天，小娟就出院回家了。术后 3 个月回来复查，子宫正常大小，前壁浆膜可见直径 0.8cm 的小肌瘤，宫腔正常。术后 8 个月，小娟自然受孕。

小娟在发现怀孕的当天，连忙给我打了电话，问我，这孩子能要么？

其实我也有些担心。妊娠期间，其实子宫破裂、自然流产的风险都会存在。但是经过再三考虑，和小娟一起进行了再次沟通和叮嘱，决定保留妊娠，留住这个孩子。

孕 28 周时，小娟来电话，说自觉有腹胀，偶尔有痛感。我告诉小娟，现在开始，卧床休息吧，主要精力用于保胎治疗，好好放松。

孕 36 周时，小娟剖腹产下一名健康的男婴，全家人其乐融融。

正如小娟前壁浆膜仍有不到 1cm 的小肌瘤，我并没有继续摘除，一是在当时的微创条件下，手术主要针对黏膜下肌瘤，二是本身小肌瘤可以自然存在。

遇到子宫肌瘤，先不要害怕，它们大多数是良性肿瘤，恶变的可能性很小，大约在 0.4%。这就是我们医生在面临大多数肌瘤患者时，选择保守治疗的原因。很多女性的子宫肌瘤也没有被诊断出来，"与小瘤共存"在很多时候并不影响身体的健康。

 知识小贴士

子宫肌瘤微创手术分类

需要进行手术治疗的，我总结了这么几类：

◎肌瘤直径超过 5cm 或者子宫总体积超过怀孕 3 个月大小的情况；

◎肌瘤尽管不大，但是由于位置特殊引起相关症状的情况，如长在子宫下端或宫颈处，或长入腹膜下或阔韧带内，导致月经量过多甚至贫血的情况；

◎多次流产或不孕不育，怀疑子宫肌瘤为主要原因的情况；

◎有提示子宫肌瘤有恶变的征兆，近期内子宫肌瘤突然增大，超声检查提示肌瘤血运丰富的情况。

这些时候，就要采取不同的治疗方法，积极介入了。

上面提到的一些案例，是有关手术治疗的案例。此外还有性激素治疗法，即用雄性激素来进行治疗一些小规模的子宫肌瘤。因为子宫肌瘤的发生，主要跟体内的雌激素水平比较高有关系，而雄性激素能够拮抗雌激素，从而导致子宫肌瘤萎缩。

如果读者感兴趣，我们以后可以继续探讨。

四、

"爱富嫌贫"的子宫内膜癌

51 —— 70

子宫内膜癌能治好吗？

子宫内膜增生会导致癌变吗？

雌激素高会导致子宫内膜癌吗？

"富贵病"这个词，已经流行了二三十年了，与其同步的是老百姓生活水平大幅度提高后，人们的饮食结构发生了大规模变化，导致了高血压、高血脂、糖尿病、痛风等疾病，他们多发于男性，也常发于女性。

还有一种专属女性的"富贵病"，子宫内膜癌。

知识小贴士

子宫内膜癌是原发于子宫内膜的上皮性恶性肿瘤，多来源于子宫内膜腺体。它是子宫内最常见的癌症类型，占女性生殖道恶性中的20%—30%，也是全球女性第六大常见癌症。

说其是一种"富贵病"，因为它在经济发达的国家和地区发病率更高。该病不仅与月经失调、不孕不育等有关，还跟肥胖、糖尿病、激素类药物乱用等有很大关系。据估计，2020年全球有超41.7万例新确诊病例和10万死亡病例。子宫内膜癌患者约70%为绝经后女性，多见于50岁以上的妇女。近年来，随着我国社会经济结构的变化，我国人群饮食及生活习惯的改变，以及内分泌和代谢性疾病罹患人群的增加，子宫内膜癌也开始呈现发病率增高及年轻化的趋势。

从2011年起，我每年都会抽出一定时间回到内蒙古老家，做两癌筛查。在这期间，每年都会查出3—5例的子宫内膜癌。

2022 年元月回去，即查出一例 35 岁的内膜癌；2 月份，又查出一例 55 岁的内膜癌。幸运的是，她们都是早期患者，年轻的那位女性得到了保守治疗，在宫腔镜下切除了病灶，保留了子宫，年纪大一些的患者在当地医院做了 B 超并进行诊刮，确诊后进行了全子宫双附件切除，手术都是我为她们做的。

两癌筛查是我后半生一直付诸实践的项目，后面会单独来讲述。在这里我想说，"富贵病"和"贫穷病"之间没有所谓明确的界限，人们生活好了，发病率上来了；而牧民寻医多有不便，往往发现就是晚期。这让我十分心痛。在为当地妇女做筛查的过程中，我们对内膜癌的"警惕性"尤其高，一旦 TCT/HPV 流程中指标有问题，就马上做进一步检查；一旦有病人出现阴道不规则出血，尤其是绝经期女性出现这类病征，就要求她们就地进行妇科检查、B 超、诊刮或宫腔镜检查，确诊后立刻治疗。

我的第一例癌症手术

拨开记忆渐渐模糊的 20 世纪 80 年代，我职业生涯中第一次做癌症手术，就是子宫内膜癌。

虽然我是草原长大的蒙古族，但是我的蒙语并不好，随着读书、就业、调离，已经离开了熟悉的语言环境。记忆中的一些简单蒙语，似乎都与我的爷爷有关，那时我总是骑在他的脖子上，他迎着夕阳说，saihantal. 用现在的汉文说，就是赛罕塔拉（美丽的草原）。

55 岁的乌日娜就是操着一口流利的蒙语前来问诊的，问候过后，涉及病征就交流不畅了。经过一阵子比划，我发现乌日娜的女儿就在外面，就把她叫进诊室当当翻译。乌日娜已经绝经五年了，这半年来有少量流血。女儿说，自己建议母亲出趟远门来看看病，但母亲从来没做过妇科检查，加上年龄大了总觉得没什么必要，拖了很久，这才把母亲劝来了。

朴实的乌日娜在开始妇科检查时，显得非常不自在，我们用简单的蒙语聊聊天，她便放松了下来。患者身体上渗透出腥臭的味道，并有流出血水样分泌物，宫颈光滑，子宫稍有偏大，约孕 8 周大小，双侧卵巢附件未见异常。

继续检查发现，内膜增厚 2.5cm，血色素 8g，乌日娜处于贫血状态。我很快给她做了诊刮，送病理，诊断为"中分化子宫内膜癌"。

说到"诊刮"，我觉得有必要插个嘴，诊刮和人流术完完全全没有关系，也不是传统意义上的刮宫，它的全称是"诊断性刮宫"。搔刮宫颈管组织和宫腔组织送病理检查，目的在于了解宫腔或者宫颈有没有病变，明确诊断，算是个非常非常小的手术。

乌日娜所患的"中分化子宫内膜癌"，是对其病症分化程度的判断。根据肿瘤细胞分化的程度将肿瘤恶性程度分为四个类型，高分化癌、中分化癌、低分化癌、未分化癌。分化程度越高恶性程度越低，治疗的效果就越好，生存的时间比较长。相比起未分化、低分化的癌症，高、中分化的恶性程度比较低，治疗的效果和治愈率都较高。

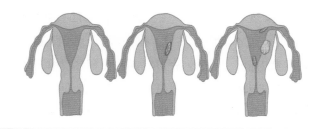

从左到右分别为正常子宫、早期内膜癌和中晚期内膜癌

　　将乌日娜收治入院后，我将病人的详细情况向科主任做了汇报。当时的科主任姓孔，是个医科大学毕业的高材生，从孔孟之乡来到我们内蒙古工作，兢兢业业、勤勤恳恳、技术过硬、有口皆碑，并且，这名妇产科主任是一名男性。

　　孔主任的讲话风格，是"定心丸"似的：既然明确了诊断，那就手术治疗。

　　当时的我，已经做过不少手术，在年轻人里算得上是经验丰富、手法娴熟的。但是癌症手术，这是第一例。当主任说，"病人是小段收的，也是她分管的，小段和我做这个手术"，我激动得有点微微发抖。

　　病人的术前准备比较充分，备血、各项化验检查、心电图、排除其他合并症，又请麻醉师会诊，术前与病人及亲属谈话等。按照医院的管理规范，中等以上手术均应进行术前讨论，并上报备案。面对这个新的手术，我一笔一划地写手术方案，像刚开始学汉字的孩子。

　　病人接到手术室后，空气便安静了起来。病人身边，是主任、我、一位助手、一名器件护士共四人。主任刷手，穿无菌衣，站在患者右边。现在回想起来，我当时的内心还有些许仪式感。记得这么清楚，可不是因为站位。在手术中，没有绝对的站位。以上腹部手术为例，一般是站到病人右侧，因为大部分人是右撇子。而到了下腹部手术，一般是站到左侧。但到了腹腔镜手术，一般是站到操作部位的对侧。胆囊、右半结肠、阑尾的手术就站在左侧，脾胃、直肠、左半结肠的手术就站到右侧。总之，主刀是站在他最顺手的一侧。主任站右边，是我心目中优秀医生标准的瞬间定格。

下腹部正中切口，主任切开腹壁，探查子宫、附件、盆腔各脏器的情况。我和另一位助手负责拉钩暴露手术视野。拉钩，和非医学领域的"拉钩"不是一回事。它是在外科手术中，把皮肤肌肉切开后，用钩将皮肤肌肉分别向两边拉住，这样中间的手术视野才会暴露出来，不然就只是一条口子。有时候因为肌肉会收缩，拉钩越来越难，中途还会换人。像这时的病人乌日娜，本身不仅有些胖，并且有些壮，稳定拉钩暴露视野还是有些难度。

主任主持下的手术进行得很顺利。切除全子宫双附件，一个半小时，从腹腔取出了标本。他拿着标本走到一边，在护士台上铺了一块无菌单，将子宫从前壁正中切开，查看内膜情况，发现病灶在子宫内膜宫腔深近 8cm 处。癌瘤除宫腔后壁、左侧壁，有部分还累及子宫颈管。

主任当时告诉我们：内膜癌至少已经 II 期了。

他换了手套，又回到手术位置，开始了盆腔及腹主动脉旁淋巴结切除。又经过了一个半小时，手术终于结束了。

知识小贴士

什么是宫腔深度？

这里有个小知识点：宫腔深度正常是在 6.5 到 7.5cm 之间。但在患有子宫肌瘤、腺肌症、怀孕等情况下，会导致宫腔深度增加。而大龄女性尤其是绝经后的女性，由于子宫壁变薄，宫腔也随之缩小，一般会小于平均深度，在 6cm 左右。

术中输血 400mL，属于正常输血量。手术前，因为乌日娜已经处于贫血状态，并且术前没来得及调理，术中输血一是补足开刀本身的血液流失，二是适当修复患者的贫血状态。

下台后，主任将标本拿去给病人看，并再次交代病情及注意事项。

后来，我有时被吐槽到，"段老师，你做完手术给我看切下来的东西，有点恶心哈"。

实际上，在我个人手术经历中，能够给病人看标本的，都会给病人或家属看一下。如果有带传染病的，我会把标本拍下来，给病人交代一下。甚至有一次在牧区手术，我切除了一个大的肌瘤，因为太大了只能用脸盆装着给家属看，吓得家属连连后退："使不得使不得啊，不用看了不用看了。"

其实，做完手术后，很多医生都会给患者家属看一下标本。虽然没有任何法律或者规章制度要求医生这样做，但就像是一种约定俗成。一方面，它的确有利于交代病情，并且医生也能表明自己的态度、判断和责任，让患者放心，给患者增强恢复的信心；另一方面，也能让患者明白，虽然人有几十斤上百斤的体重，截取的肿瘤可能只有几两重，取出来的结石可能也就几颗，但是有时候能把人折磨得死去活来。所以人的生命很脆弱，且行且珍惜。

我的这个"送标本"的习惯，也是在这次手术中，跟孔主任学来的。

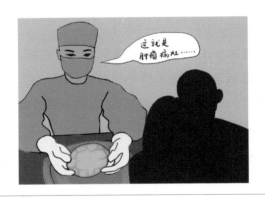

术后取出标本给家属观看

手术一周后，乌日娜的病理结果出来了：子宫内膜中分化腺癌，局限于子宫及宫颈，淋巴未见转移，不需化疗放疗。

两周后，乌日娜伤口愈合良好，能说能笑能吃能睡，出院了。

一年后，乌日娜的女儿来市里办事，专门来医院找到我，说当下一切很好，并拜托我一定要传达对主任的感谢。

这次手术，对孔主任来说属于常规手术。但对我来说，是一次里程碑似的学习和体验。手术更为具体的过程我并未着力描述，但整个流程印刻在我的记忆中，刀尖行云流水、决断干脆利落、流程稔熟于心、症候娓娓道来、问诊有始有终。

苏联诗人帕斯捷尔纳克有一个观点说，"人不是活一辈子，也不是活几年几月几天，而是活那么几个瞬间。"有时候我在大尺度的时间线内回忆，用案例作为板块去重新发现过往的瞬间。

我大概在 8、9 岁的时候知道了医生这个行业（实际上我只见过卫生员），从 19 岁第一次给别人打针、第一次妇检、第一次合作、第一次帮人接生、第一次开刀、第一次成功和失败……但是，好像在每个阶段，真正的质变就在一瞬间发生。认识，是个波浪式前进的过程，主要还是看人在有限的生命和机会里前进了多远。

这就是我 28 岁时，参与的第一台妇科癌症手术。

我当时决定，这位孔医师就是我今后的行医标准。

关注内膜癌的潜在病因

还是同一所医院，还是同一个科室，同一类病征，在不同的季节，发生了类似的故事。对了，还是同一个主任。

1986 年的春天，一场白茫茫的雪不期而至。内蒙古的春雪，实际上约等于内地凛冷的冬雪，或者约等于许久都难以解冻的冰雪。我骑自行车送孩子去幼儿园，扑通摔了一跤。看了下孩子，没摔着，赶紧继续赶路。一着急，又闯了个红灯。记得特别清楚，是因为后来知道了一个新鲜词汇叫"墨菲定律"，就像我上班路上，一个跟头跟着一个违章，再着急的话，后面说不定还跟着什么事儿呢。

进了办公室，拍净身上的雪，换上白大褂，这时，一个"雪人"也直接冲了进来。好一阵子才看清楚，兰梅，我的同村老乡。

兰梅，48岁，月经不规律、淋漓不净有一阵子了。妇科检查结果：子宫颈光滑，子宫稍增大约孕6周大小，表面光滑，活动好，双侧附件均正常。后来的B超和血常规显示，子宫肌壁均匀，内膜厚2.5cm，CA125升高，血红蛋白9g（贫血状态）。当时考虑第一是更年期功能性子宫出血，第二是内膜病变。

第二天，我给她做了诊刮，送病理，诊断为子宫内膜癌。我的心情有点糟糕，不知是与最近这大雪茫茫的天气有关，还是跟不出几天就确诊了好几例子宫内膜癌患者有关。也可能是"墨菲定律"作祟，我不期望再有癌症了，如果有，我想直接迎战。

还是那个孔主任，我认为是我的未来行医标准的孔主任，我向他汇报了病人的情况。

孔主任说，这手术，小段你自己来做。

我虽然心中已有股冲动，但听到他的话还是愣了一下，怯了一下："主任，恶性肿瘤我做的不多，不知道有没有转移，如果是晚期了，要做淋巴清扫，我怕我胜任不了……"

其实说完我就想踹自己：我干嘛不说我特别想试试呢？

后来我从同事那里了解到，孔主任那时对我的工作比较满意，并且觉得我在北京医科院肿瘤医院等地方的进修经历一定能用得上，他对我的信心，比我对自己的信心还要足。

我不太了解现在的进修制度了，但也有听到因为升副高、加学分、改执业范围、重新注册等原因，找人、找关系去三甲医院进修的。但是，在 20 世纪 80 年代，地方医院的医生到北京对口的好医院进修的机会并不多，能争取来指标派人出去进修，说明医院的确对暂时没有经验但想开展的技术有实际需要，对于医生来说，是抓紧时间学习好技术、积累临床经验、跟随不同科室前辈碰触医学前沿的好机会。

我就是那个幸运儿，被医院送出去进修一年，专攻妇科肿瘤相关领域。

手术当天，我早早蹬着自行车就到了医院。雪还没化呢，我也没摔着，挺顺啊。

打开兰梅的腹腔，子宫孕 6 周大小，表面光滑双侧附件均未见异常，决定进行全子宫双附件切除。

手术顺利结束后，我拿出标本，切开子宫前壁，仔细检查，左后壁内膜癌表面病灶直径 2.5cm，侵蚀肌壁深度 1/3。

我刚要转身回到手术位，突然听到了熟悉的声音："是早期子宫内膜癌，手术可以结束。"

我简直做梦一般了："孔主任，你啥时候来的？咋不招呼一声？"

旁边同事说，"主任一直在后面看着呐，就是没让说。"

可能这就是那种无声的支持和信任吧，也是一个长辈给予年轻后辈的最最温暖的关怀吧。我激动得说不出话来。手术后的疲惫也涌了上来。

是的，我参与的第一台妇科癌症手术，就是与孔主任一起完成的。我独立完成的第一台子宫内膜癌手术，就是在孔主任目光注视下完成的。

兰梅 10 天后就出院回家了，回去逢人便说，是我给她做的手术。

传到我奶奶的耳朵里，奶奶在我回去过春节的时候说："女娃做手术好啊，人命关天，可要小心。"

我背负着这样的信任、责任和感动至今。

知识小贴士

子宫内膜癌的临床症状有哪些？

看了这两个病例，我想读者们应该能对子宫内膜癌的临床症状有了一些概念：

◎首先，这两位患者均有阴道不规则出血。各种类型的异常子宫出血，是子宫内膜癌最为突出的症状，由于 50%—70% 的患者发生于绝经之后，故围绝经期（妇女绝经前后的一段时期）或者绝经后出血，即使是很少量出血或偶尔发生了出血，也需要重视。幸运的是，80% 或更多的绝经后阴道出血并不都是癌，应进行辅助检查以明确诊断。未绝经的女性，则表现为不规则出血或经量增加、经期延长。

◎其次，两位患者均出现阴道异常排液。阴道异常分泌物，是子宫内膜癌表面有渗出或继发感染的结果。可表现为血性液体和浆液性分泌物，会有恶臭，但恶臭程度不如宫颈癌显著。阴道异常排液可与不规则阴道出血伴发。

◎最后，疼痛。疼痛并不多见，只有少数病人有下腹部疼痛的感觉，可能和病变较大突入子宫引起痉挛有关。也有可能部分患者误以为是正常的腹痛或胀痛，对其他症状也一并忽视了。实际上，病变在子宫下端或侵及宫颈管时，可导致宫腔内容物引流不畅，形成宫腔积血或积脓导致疼痛、压痛以及感染症状。有时也会发生疼痛转移，比如肿瘤压迫神经丛，引起下肢、腰骶部或腿痛。

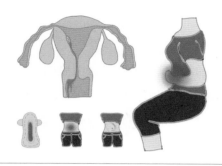

不规则阴道出血、腹痛、腹部包块是内膜癌的常见症状

　　如本章开头所说，子宫内膜癌是个"爱富嫌贫"的"富贵病"，这么表述不太准确，但是较好理解。我来说说子宫内膜癌的高危因素，也许你便能够一一对应：

　　超重

　　我国成年居民超重肥胖率超过 50%，超重肥胖已成为突出的健康问题。尤其对于女性来说，肥胖会明显增加子宫内膜癌发生的危险性。身体中脂肪过多，将增加一种称为"雄烯二酮"的物质向雌酮和雌二醇的转化，从而增加雌激素的储存。一般幼年超重是成年超重的预兆，所以，能够早点减重，就不要找任何理由推迟。

　　未孕

　　未孕者比生过一个小孩者患子宫内膜癌的危险性增加1倍。特别是因不排卵而导致的不孕，因持续受雌激素的作用，缺乏孕激素的对抗与调解，可引起子宫内膜增生和癌变。甚至有报道说，30 岁以后较晚生育，也会增加风险。对于这个观点，仅在此列出，在科学和数据上可能有关联，但其不能够也不应该成为夫妻关系中互相要求的理由。

晚绝经

52 岁以后绝经的妇女发生子宫内膜癌的危险增加 2.5 倍。绝经后出现阴道出血的妇女发生子宫内膜癌的危险会增加 4 倍。关于初潮年龄和子宫内膜癌的关系尚不清楚。

糖尿病

糖尿病或糖耐量异常者，患子宫内膜癌的危险性相比正常人增加了 2.8 倍。

高血压

高血压患者患子宫内膜癌的危险性相比正常者增加 1.5 倍。肥胖、糖尿病等容易合并子宫内膜癌，高血压也是垂体功能失调的一种表现，所以子宫内膜癌患者常会出现"肥胖—高血压—糖尿病三联征"。

多囊卵巢综合征

多囊卵巢综合征患者因不排卵，会使子宫内膜处于高水平的持续的雌激素作用之下，缺乏孕激素的对抗调节作用和周期性的内膜剥脱，常可发生增生性改变。

卵巢肿瘤

卵巢的颗粒细胞瘤和卵泡膜细胞瘤能够产生较多的雌激素，这些雌激素可长期刺激子宫内膜，使其增生甚至发生癌变。

外源雌激素的应用

如同不孕、肥胖以及卵巢功能失调而分泌过高雌激素形成卵巢肿瘤一样，长期使用外源性雌激素，同时没有使用孕激素进行对抗，也可能是子宫内膜癌发生的重要原因之一。20 世纪

80 年代，很多研究证明，长期应用外源性雌激素可以使子宫内膜发生癌变的危险增加 4—15 倍。

把这些信息简单看一下，你不仅会发现，单纯因为子宫内膜增生而发生子宫内膜癌的几率很小，而子宫内膜的复杂增生如果不治疗，30% 左右可能会发展成子宫内膜不典型增生，甚至子宫内膜癌。而且还会发现上述种种因素常常会合并存在，并增加危险性，如不育、超重 15%、绝经晚于 52 岁，这些人也是我们的重点关注对象。

保留子宫治疗的可能性

2005 年，我已经是一名老大夫了。有时候觉得有资格让预诊断在脑子里跑一会儿，尤其在子宫内膜癌方面，遇到如上症状或其他表现者。

小亚时年 32 岁，中等身材，体重 160 斤，高血压 2 年，血糖高。小亚把她的苦恼、症状和诉求一股脑倒出来：结婚已经 5 年了，一直怀不上孩子，除了身体底子不大好，平日月经还不规律，月经量有时多、有时少。但是与丈夫都是独生子女，两家催着要孩子，现在很苦恼。

经过一系列检查，初步诊断考虑子宫内膜息肉、子宫内膜增生、子宫内膜癌。慎重起见，选用宫腔镜检查，同时治疗。

手术安排得很快。病人麻醉好后，取膀胱截石位。对，你没看错，是"截石"而不是"结石"。膀胱截石位，是我们给病人做检查或手术时的体位，一般见于泌尿外科、妇科或肛肠科。具体姿势是仰卧于检查床上，臀部靠近床边，两腿放到支腿架上，能最大限度地显露会阴。

当扩宫器进入宫腔，看到宫腔内容物，子宫右侧壁有直径1cm鱼肉样透明增生物凸出宫腔。我小心地用电切环从根部切割取出，对周边的组织进行切割修复，同时也将内膜息肉样增生的内膜组织进行修复，宫颈管取活检。半小时后手术结束，标本分别装袋送病理检查。

病理检查结果出来了：高分化子宫内膜原位癌。切割周边组织的宫颈活检组织均正常。如前所说，高、中分化的恶性程度相对比较低，而原位癌是指未突破基底层的癌，是最早期的。

病人及家属稍稍宽慰了一些，坚决要求保留子宫治疗，术后给予孕激素治疗。

小亚出院前，我用自己觉得最厉害的语气告诫：控糖、减肥、降压，不能儿戏。三个月后宫腔镜复查，未见癌细胞。半年后也是如此。术后8个月，病人体重减到了130斤，血压、血糖均已经正常了。在生殖科指导下，术后11个月妊娠，孕期一切正常，36周剖腹产下体重3100g的健康男婴。

生育后6个月，小亚再次前来复查，取病理可见子宫内膜呈重度非典型增生。子宫内膜中度和重度非典型增生，都属于癌前病变，并且是相对比较严重的癌前病变。如果是生育年龄的女性还有生育要求，可以接受药物治疗，如果没有生育要求就建议手术治疗，避免发展为子宫内膜癌。

我建议切除子宫。最后,小亚虽然没有保住子宫,但是她延长了拥有子宫的时间,并经过一家人的努力,拥有了一个健康的宝宝,完成了两家人的心愿。

子宫内膜癌手术后,1 年以内必须 3 个月复查 1 次,3 年以内半年复查 1 次,5 年以内 1 年复查 1 次。我以小亚的例子告诉大家,又要足够重视,又不要过度紧张,又要及时复查,有情况也要一起面对。

如本章开篇所说,在过去 20 年里,子宫内膜癌的发病率持续上升。在欧美国家,子宫内膜癌已经是女性生殖器官最常见的恶性肿瘤。发病率的上升,是个统计、显现、结果反馈性质的数据,究其原因,主要有几点:人均寿命更长了,更多妇女到了子宫内膜癌发病的危险年龄;更好的医疗保健和医疗检查,让病症得到发现和确诊;内外环境因素,尤其是外源性雌激素的普遍使用。

在发展中国家,目前子宫内膜癌发病率还位居宫颈癌之后。然而,随着这些国家宫颈癌有效筛查体系的建设和人乳头瘤病毒疫苗的开发与推广,从源头解决宫颈癌的发病问题,可以预计,未来在发展中国家,子宫内膜癌也会成为最常见的妇科恶性肿瘤。

2009 年我在北京同仁医院工作期间,便深深感觉到,子宫内膜癌的发病率实在是太高了。在门诊出诊期间,我至少每个月都能接诊 1—2 例子宫内膜癌患者。当时我想,这里的发病率高,应该是她们的健康意识强、警惕性高、发现得早吧。

肥胖患者，请高度警惕！

在北京上班的日子里，大约要早上 5 点起床，备好一天的餐食，开车到 52 公里外的医院，一般会在 7:30 之前到达医院，查完房，都能赶上 8 点钟的门诊。

这天，兰花到的很早。她 50 岁，绝经 2 年，肥胖，有高血压、糖尿病。近期阴道出血，淋漓不尽一个月。做完系列检查后，因患者肥胖、有三高、绝经后出血，首先考虑内膜病变。做完宫腔镜检查后，明确了子宫前壁和右侧壁乳头状增生，范围直径 3.5—4cm，触血，宫颈管未见病变，取相应活检组织，送病理检查。三天后报告出来：低分化子宫内膜癌。

这种病变已经比较严重了。必须尽快手术。因为病人的基础疾病较复杂，体型较重，我叫了两位男研究生和我一起上台，拉钩暴露术眼。

兰花的体型过于肥胖，导致大网膜覆盖在盆腹腔脏器上面，需要将大网膜往上推，暴露出腹腔脏器。大网膜是腹腔内最大的腹膜皱襞，起于胃大弯及横结肠，远侧呈裙状，游离于腹腔下缘，活动度较大，覆盖在内脏的表面。大网膜通常很薄，并具有穿孔外观。它含有一些脂肪组织，可以在肥胖人群中大量积累。像大网膜脂肪等肥胖导致的手术问题非常多，它不仅对子宫内膜癌的发病产生影响，也大大增加了医生的手术难度。

在视野清晰后，探查患者，子宫正常大小，无黏连，双侧卵巢、输卵管均正常，盆腹腔脏器未见异常。我的两位学生用大拉钩牵拉，进一步暴露手术视野。提拉子宫，切除全子宫双附件及盆腔淋巴结。经过3小时的时间，手术顺利结束。我的学生们，累得手臂微微颤抖。

切开子宫前壁标本，发现病变范围较大，但肌壁间侵蚀不到1/2。送病理检查后确诊为低分化子宫内膜癌，切除的淋巴结未见转移病灶。

兰花出院前，我把一切尽可能的预防复发的方法告知。欣慰的是，我在6年后再次见到了她，她向我打招呼的时候，我在脑中拼命回忆这是我的哪位朋友、或者哪位病人。当时的兰花，已经是个XS版的兰花，瘦了显得个子也高了。她一直按时复查，一直注意保持体型和身体健康，一直没有复发。

目前有认为，子宫内膜癌是一种"代谢综合征"疾病的妇科表现之一。代谢综合征是以肥胖为主要表现的一组疾病症候群，包括高血压、糖尿病、高血脂等。因此，通过改变生活方式或者通过某些药物来控制这些疾病，有可能预防子宫内膜癌。

随着"重量级"的中年女性患者逐年增加，更年期女性肥胖者的子宫内膜癌发生率是非肥胖女性的2—4倍，因此中老年女性最好将体重控制在标准体重正负10%的范围之内。

我在学生的朋友圈曾看到过一条让人忍俊不禁的段子，但细细想来很是感叹："三月不减肥，四月、五月、六月、七月……十二月徒伤悲"。

兹以共警，也以共勉。

五、

小心，它也可能是葡萄胎

葡萄胎是胎儿吗？

什么原因会导致葡萄胎？

绒毛膜癌必须要化疗吗？

精子和卵子成功结合，胜却人间无数。然而在滋养细胞的形成过程中，有可能发生病变，形成葡萄胎。葡萄胎这个名词，相信女性朋友们并不陌生，虽然确诊此病的在少数，但它的确给广大女性带来了不少的忧患和困扰。

在中医里，葡萄胎又被称为"鬼胎"。公元 6 世纪，在我国第一部论述各种疾病病因、病机和证候的专著《诸病源候论》中，曾有记载"妊娠鬼胎候：夫人腑脏调和，则血气充实，风邪鬼魅，不能干之。若荣卫虚损，则精神衰弱，妖魅鬼精，得入于脏，状如妊娠，故曰鬼胎也。"

 知识小贴士

什么是葡萄胎?

"鬼胎"，也称"伪胎"，也被称为"奇胎"或"水泡状胎块"，后来人们知道是因为妊娠后胎盘绒毛滋养细胞增生、间质水肿而形成大小不一的水泡，水泡间借蒂相连成串，看上去像一串串葡萄，所以得名葡萄胎。

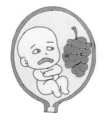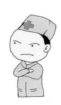

葡萄胎的外形看上去像一串串葡萄

公元 7 世纪中叶，唐代伟大医学家孙思邈在《千金要方》中，有提及"活血破癥"的"鬼胎"治疗法则，这是有关葡萄胎临床描写与治疗方药的最早资料。

祖国医学对葡萄胎的认识，经历了从幼稚到逐渐成熟的过程。而在国外的故事中，有一位荷兰女伯爵因羞辱一个怀有双胞胎的穷苦女乞丐而受到"上帝的惩罚"，她诬陷女乞丐的双胞胎是与两个不同的男人所生，因此女伯爵在耶稣受难日产下365 个"孩子"之后死去。以现代医学知识判断，这 365 个所谓的"孩子"很可能就是我们今天所要谈及的葡萄胎。

年轻患者的葡萄胎清宫术

在最近这两年，我接诊过两例葡萄胎患者，她们的年龄都没有超过 20 岁。

19 岁的小白来找我终止妊娠。我当时非常惋惜小小年纪就要遭受本来应该避免的痛楚，还没有意识到她的情况比想象中复杂。检查完后心想，这孩子要多遭一些罪了。

小白已经闭经一段时间，怀疑可能怀孕 40 多天，已经有了早孕反应，恶心、呕吐、没力气。她还在高校读书，无论是求学、求未来，还是出于感情、家庭的考虑，在当时终止妊娠可能是最无奈、但也是最妥当的选择。

终止妊娠是妇产科最常见的项目之一，一般是由于意外怀孕，胎儿有严重生理缺陷，孕妇患有妊娠期疾病（**妊娠期高血**

压），或因各种原因引起的发育异常（羊水量异常）而采取的医学方法。胎儿及其附属物即胎盘、胎膜自母体内排出是妊娠的终止。

但是在这之前，需进行必要的检查。在我几十年的行医过程中，不止一次有孩子们问道"段老师，你看做这么多的检查有必要么？""不是吃两颗药、观察一下，就能解决么？"这类问题，在你看完小白的故事后，就会有自己的答案。

 知识小贴士

如何确认怀孕？

一般来说，一次抽血，血 HCG、孕酮就出来结果，结合 B 超综合确认。

HCG 是人绒毛膜促性腺激素的简称，是胎盘的滋养层细胞所分泌的一种糖蛋白。血 HCG 是可以在早期确认是否怀孕的一个较为科学的方法，它比一般的早孕试纸的测孕时间还要快一些。受精的第 6 天，受精卵的滋养层形成并分泌微量 HCG。当受精第 7—8 天，HCG 就可以在血中检测出来了，其浓度随着孕周的增加而成倍递增。

孕酮情况是衡量黄体功能和胎盘发育是否正常的一个可靠指标。孕酮在妊娠 8—10 周前由滋养细胞及黄体分泌，之后主要来自胎盘。孕酮的量在整个孕期中逐渐升高，孕早期上升速度较慢，中期加快，至足月妊娠时达到高峰。

B 超是诊断早期妊娠快速且准确的方法。阴道 B 超在末次月经后 5 周可见妊娠囊。6 周后才能提示原始心管搏动，孕 7 周时能根据有无心管搏动判断胚胎是否存活。在进行人工流产手术的时候，需要看到妊娠囊，才能进行手术的准备工作。

　　这些检查，包括血液的化验检查（血常规、凝血功能、肝肾功能）以及心电图等，了解是否有基础疾病，如需手术还要涉及到麻醉的安全。另外要做妇科检查，了解子宫的位置、大小，要判断是否有阴道炎。在此之前，最重要的是确认怀孕这件事。

　　小白的检查结果显示，她的 HCG 比正常值高出 10 倍。B 超显示，她的子宫体比正常闭经情况下要大，当时已经孕 3 个月大小，宫腔内能看到水泡状胎块。

　　我还是很吃惊的。因为虽然有葡萄胎这种可能性，但绝对数量并不高。小白这么小的年纪，内分泌水平不稳定，有可能越年轻，刺激更大，滋养细胞生长更强盛。一般来说，40 岁以上有葡萄胎时，它的恶变率就比 30 岁妇女要高 2 到 3 倍，20 岁以前的葡萄胎也相对容易发生恶变。

　　小白慌张极了，在害怕之余也有许多自责，手握电话想拨给谁，拿起又放下。看见她不知所措的样子，我说"咱们开始吧，往下走，先把这些小块块解决掉，剩下的一项一项解决"。

　　我很快为小白进行了第一步，清宫。葡萄胎清宫，就是确诊后，及时采用吸刮术的方式，把葡萄胎组织清除出来。因为葡萄胎患者的子宫通常较大而且很软，所以手术必须要慎重，以防止术中出血和子宫穿孔。麻醉后，在充分扩张宫颈管后，用大号吸引管来进行吸引，大部分组织吸出以后，再用刮匙轻柔地刮宫。轻柔的动作是必须的，能够有效减少术中并发症。

　　清宫进行得很顺利，我将吸出物送病理化验，并为她定下二次清宫的时间。

　　葡萄胎的清宫手术，虽然说尽量一次刮干净，但一般来说，为确保将残留组织清理干净，两次较为常见，也有利于持续跟踪病理情况。一般情况下在第一次清宫后的第七天，做 B 超检查，如果看到宫腔里还有残留物，需要做再次清宫。

知识小贴士

需要对女性朋友们说明的是，葡萄胎的清宫，与人工流产的刮宫有所不同，后者对子宫内膜的损伤比较大，而葡萄胎清宫更为轻柔，如果医生经验丰富，一般不会对子宫内膜构成较大伤害。

病理结果还不错，按良性葡萄胎处理。我告诉小白，后面你就好吃好睡好读书好锻炼，保持好心情，但是要记得，要工具避孕一年，不能吃孕激素防止诱发其他情况，后面每周都做个 HCG 检查，坚持 3 个月。

我没有告诉小白的是，如果有异常，就要每个月都查HCG，直到满一年。一般来说，遇到复发的情况一般会在半年内，一年后就非常严重了。小白答应我一直来复查，并把结果给我看，我不想在前期就给她太大的精神压力，毕竟，我会跟踪她的全部指标，并为她提供及时的方案。

后面的 3 个月，小白的一切指标都很正常。我期望她人生中的这一段意外尽快过去，遗忘那些不快的、恐惧的细节，迈向有着无尽可能性的未来。

知识小贴士

什么是滋养细胞疾病？

　　要系统地说说葡萄胎，就要从妊娠滋养细胞疾病说起。滋养细胞是什么呢？我们知道，卵子受精后，受精卵就沿着输卵管向宫腔移动，同时，也开始了细胞分裂，逐渐形成胚胎。胚胎的外层细胞可以从母体吸收营养以供胚胎成长，所以叫作"滋养层"。滋养层的细胞就是原始的滋养细胞，它们生长得很快，会在胚胎表面形成绒毛样的突起，将来发展形成胎盘。每个绒毛突起周围是滋养细胞，中间叫作间质。由滋养细胞和间质发生变化形成的疾病，就称为"滋养细胞疾病"。

　　上文所说的"鬼胎"，即因为滋养细胞不规则增生，绒毛间质水肿而形成的。每一个水泡，就是一根水肿的绒毛，许多水泡连在一起，看上去就像是一串串的葡萄。

　　由于葡萄胎是一种妊娠，开始的时候同样有停经和早孕反应，随着妊娠的进展，典型者常有以下表现：

阴道流血

　　葡萄胎患者常于停经1—2个月（晚可至2—3个月）开始出现反复阴道流血，容易被误诊为先兆流产而给予保胎治疗。直至葡萄胎自行排出前，常可发生大量出血，严重者可危及生命。

妊娠呕吐

　　由于滋养细胞多度增生而产生大量绒毛膜促性腺激素，因此呕吐反应常重于正常妊娠。少数人除妊娠呕吐外，可出现蛋白尿、水肿、高血压等妊娠期疾病，甚至发生抽搐、昏迷和心力衰竭。

子宫增长速度较快

多数患者检查时，可发现子宫大于实际停经月份。

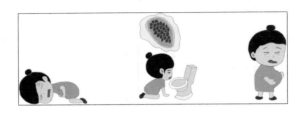

葡萄胎患者的常见表现

卵巢黄素化囊肿

葡萄胎患者体内受到大量绒毛膜促性腺激素的刺激，双侧或单侧卵巢往往呈多仿形囊肿（卵巢囊肿之间形成分隔状的表现）改变。黄素化囊肿往往在葡萄胎排出后更易检查到。葡萄胎排出后，一般黄素化囊肿也随之逐渐缩小，需1—3个月。有的甚至要6个月才会自然消失，但对卵巢功能无影响。

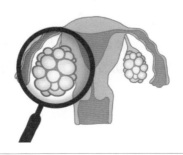

葡萄胎患者的卵巢会产生黄素化囊肿

此外，还有少量患者有咯血的症状，虽然痰中带有血丝，而经过胸片检查后，一般无转移发生。葡萄胎排出后，咯血自然消失。

滋养细胞疾病绝大多数继发于妊娠之后，发病时间通常可以追溯，发展过程相对易于观察。在小白的案例中，就以最常用的两种方法进行了确认：HCG 测定，可以看到葡萄胎病人的 HCG 激素含量明显高于正常妊娠妇女；B 超扫描，在宫腔内见不到胎体及胎盘，可见子宫内如雪花纷飞的特殊图像，根据这种图像即可作出诊断。

小白的诊断，是由于怀疑意外怀孕、想要终止妊娠而发现。而还有很多意外发现的情况，原因不一而足。实际上，在目前的大城市，葡萄胎普遍在怀孕较前期便被发现，因而能够得到及时的治疗。然而在早些年或者更偏远的地方，由于发现的晚，经常会错过最佳治疗期。

我想提醒女性朋友们，从你的怀孕早期开始，就要按照产检要求定时检查。通过相关检查可以发现胚胎是否有异常情况，根据情况及时对症治疗。除了像葡萄胎这样的情况，怀孕早期一般通过 NT 检测，通过唐氏筛查、四维彩超畸形筛查，判断胎儿是否有染色体方面的问题，是否有畸形。如果出现先兆流产或者先兆早产的情况，在各项指标检查都正常的前提下，可以尽早进行保胎对症治疗。另外有妊娠期糖尿病或者妊娠期高血压等情况出现，也可以及时预防一些不良反应和进行对症治疗。

早检查、早发现，防止恶变

　　从 20 世纪 70 年代我走上医疗卫生岗位到现在，各个领域都发生了翻天覆地的变化，医疗卫生领域发生的巨变也是可见一斑。

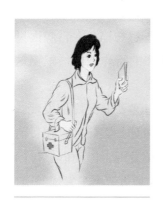

我们的医疗卫生事业发展迅速

从早期群众看病的老三样"听诊器、血压计、体温表"，到如今的"B 超、CT、核磁共振"；从背着药箱穿街走巷的"赤脚医生"到互联网医院专家远程问诊；从条件简陋的乡村诊所到现代化的"超级医院"……健康权，是人类人权中自然拥有的一种权利，我们生活的国家和地区的基础设施，辅助我们有效使用和维护这种权利。

　　在 2005 年，我带着"宫颈早诊早治"项目课题在农村工作的时候，对城市与偏远地区的健康观念差异已经有了很深的体会。

　　38 岁的花田找到我的时候，她已经是个 12 岁孩子的母亲。最近发现不来月经了，有点恶心，以为怀孕了。按照往常的想法，怀孕就怀孕呗。但是最近常常阴道出血，怀疑是要流产了。花田一开始也没太当回事，觉得要是自然流产了，也就罢了。但是，非但没有"自然流产"，肚子还一天比一天大，长得越来越迅猛。

我轻轻摸了下花田的肚子，发现已经孕 6 个月大小。我想责怪花田为什么不早点检查，但没有说出口。我想，这里面有观念因素，有路程因素，有经济因素，但我想最关键的还是前者。

经检查，确认有葡萄状胎块。子宫增长得这么快，是否有恶性存在，需争分夺秒。

但我在当地的工作已经结束了，马上就要回市里。那花田怎么办？

想来想去，我协调了当地就近的旗医院，那边措施很完善，他们同意收治患者入院，并允许我帮忙对其进行治疗。

花田的手术过程与小白差不多，不同的是，宫腔内容物吸出非常多，排出后子宫明显缩小，在手术过程中，静脉给予 10mg 缩宫素，等子宫到了 13 周大小，我感觉内容物已基本吸出，便停止了操作。整个过程十分小心，术后检查无活动性出血。

一周后，病理报告为水泡状胎块。

又过了一周，我特地把工作安排到了附近的乡村，并给花田做了第二次清宫。标本经病理化验后，结果为滋养细胞中度增生，部分增生活跃，其余病理均为阴性。

后监测 HCG，下降不理想。

一个月后我给花田打电话，希望她能够到我工作的医院进行下一步治疗。花田坐了很久的大巴车赶到医院，我也尽快安排了全面的检查，并进行了第三次清宫。病理未见异常，子宫也恢复到了正常大小。

因为 HCG 下降还是不理想，经过讨论后，我们决定为花田进行预防性化疗，选用 5-Fu.26-28mg/kg，更生霉素 5-6mg/kg。一个疗程后，HCG 顺利转阴。监测一年后，无复发。

在以上两个案例里面，小白是汉族，生活在北京；花田是蒙古族，生活在偏远的牧区。小白年轻，花田年长一些。

实际上，葡萄胎的确主要发生于育龄妇女，有报告显示，发生年龄最小的才 14 岁，最大可能为 56 岁。葡萄胎的具体发生原因尚不十分清楚，可能与以下因素有关：

种族因素

由于葡萄胎多见于亚洲人群，有人认为可能与种族有关。在日本，葡萄胎妊娠的发生率约每 500 次妊娠中有一例葡萄胎，比欧美地区的发生率高出 3 倍。我国流行病学发现，葡萄胎平均发生率为 1:1290，从比例上说，蒙古族和壮族的妇女发生率又高于汉族妇女。

营养因素

葡萄胎多见于食米国家，有人认为可能与居民的饮食习惯有关，如在烹煮的过程中，食物流失掉大量蛋白质及维生素。也有研究表明，饮食中胡萝卜素及动物脂肪的缺乏，也会导致葡萄胎的发生率增加。

内分泌失调

由于本病多见于 40 岁以上妇女，因此有人认为葡萄胎发生与卵巢功能衰退有关。有研究表明，怀孕早期切除卵巢等，可使胎盘发生水泡样变。因而认为雌激素不足可能是诱发葡萄胎的因素之一。

高龄孕妇

年龄大于 35 岁时，妊娠后葡萄胎的发生率将成倍增加；超过 40 岁时，发生率为普通人群的 7 倍。这可能与卵子老化后，容易形成异常受精或精子不易被自然淘汰有关。

遗传因素

正常妊娠细胞遗传学检查均为 46 条染色体（即二倍体），其中 23 条来自父亲，23 条来自母亲。而葡萄胎细胞遗传学检查结果却发现，完全性葡萄胎虽然大部分为 46 条染色体，但均来自父亲，无母源成分；部分葡萄胎则均表现为 69 条染色体，其中 46 条来自父亲，23 条来源于母亲。这也就说明，过多的父源成分，促使了胎盘绒毛的异常增生而导致葡萄胎的发生。这也就是所谓的"空卵受精"和"双精子受精"，所以从这一点上来说，妇女怀葡萄胎，和男同胞有着深层次的关联。

在花田的案例中，大家看到了，她进行了"预防性化疗"。前面说到，葡萄胎是良性滋养细胞疾病，但一旦诊断，还是需要立即清除。手术清除后，要严密随诊血 HCG 的下降及阴道出血的情况。在先前的观点中，认为可以进行预防性化疗；但目前也有观点认为，在严格随访的前提下，可以不进行预防性化疗。总体来说，我们必须考虑到葡萄胎有恶变的可能性，而且有可能来势汹汹。

我想提醒朋友们的是，因为葡萄胎和一般的早孕、流产不同，不能认为清宫后就万事大吉。虽然大多数葡萄胎可以通过清宫治愈，但依然有大约 20% 的葡萄胎患者进一步发展为侵蚀性葡萄胎或者绒癌，从而威胁生命。

当它变成凶恶的绒癌

 知识小贴士

什么是妊娠滋养细胞肿瘤？

根据组织学，妊娠滋养细胞疾病可分类为：葡萄胎、侵蚀性葡萄胎、绒毛膜癌（简称绒癌）及胎盘部位滋养细胞肿瘤，后三种，被统称为"妊娠滋养细胞肿瘤"。

胎盘部位滋养细胞肿瘤，是起源于胎盘种植部位中间型滋养细胞肿瘤，属于特殊类型滋养细胞肿瘤，临床较为罕见。并且，根据病变范围，妊娠滋养细胞肿瘤还有一些进一步分类，如病变局限于子宫的，称"无转性妊娠滋养细胞肿瘤"，若病变出现于子宫以外部位，称为"转性妊娠滋养细胞肿瘤"。

关于葡萄胎、侵蚀性葡萄胎和绒癌

这其中，我们最为关注的是葡萄胎、侵蚀性葡萄胎和绒癌。

我们可以看到这几者之间的关系：葡萄胎相对良性，其他称为"肿瘤"；提到"恶性滋养细胞肿瘤"，一般是指"侵蚀性葡萄胎"和"绒癌"两种；葡萄胎和上述两种肿瘤有着一定程度的继发关系。

其中，侵蚀性葡萄胎全部继发于葡萄胎妊娠，病变已经侵蚀到子宫肌层或者已转移到远处器官，具有恶性肿瘤的破坏性。但无论是原灶还是转移灶，显微镜检查肿瘤切片中，仍能看到绒毛的形态。侵蚀性葡萄胎恶性程度相对绒癌要低很多，大多数只是造成局部的浸润，只有很少的一部分患者会并发远处转移。

而绒癌的起源为多样性，大约有 50%—60% 继发于葡萄胎妊娠，有 30% 继发于流产（包括人工流产和自然流产），10% 继发于足月妊娠或异位妊娠。绒癌与侵蚀性葡萄胎的不同之处在于，滋养细胞完全失去了绒毛形态，散落在四处进行侵蚀。所以，在显微镜下，是找不到绒毛结构的。绒癌恶性程度比较高，发生转移比较早。

那么，对于同样来自葡萄胎的恶性滋养细胞肿瘤患者，如果没有病理切片，怎样才能区分侵蚀性葡萄胎和绒癌呢？

通常是看葡萄胎排出的时间，如葡萄胎之后一年内发生恶变，诊断为侵蚀性葡萄胎；葡萄胎排出后超过一年发生恶变者，多为绒癌。

从临床症状来说，葡萄胎和绒癌没有本质区别，只是后者的恶变程度更高。恶性滋养细胞肿瘤原发于宫腔内，但很快就侵入子宫壁肌层及血管，并沿着血液循环途径，向远处器官播散。

因而，在上述两个案例中，你会看到几个节点：一周、三个月、一年。一年后没事，作为医生的我，就放下大半个心来。在治疗和跟踪期间，我会再三再四絮叨：必须按时复查，随时告诉我结果，来医院找我也可以，打我的私人电话也可以，必须必须，务必务必。

在一定程度上，我对一些患者是有些强迫症的。因为一旦发展为绒癌，就太凶险。患者小燕就让我"强迫"了许久。

当年40岁的小燕，症状和花田差不多，以为怀孕，又以为自然流产，但血量突然增多，不仅头晕无力，并且胸闷气短。检查见阴道血性分泌物，可见大血块。

化验和报告出来后，与我的判断一致：葡萄胎，双卵巢囊性增大4—5cm。

病人已经在大规模流血，我立即安排了手术。

经历了两次清宫和两次病理后，结果都还好，未见其他异常。小燕在十天后出院了。

在诸多"一定一定""必须必须""按时按时"这些唠叨后，小燕和我一直保持着联系，也按时做着监测。我告诉她，要是 HCG 下降很慢，找我；要是升高，也找我；要是有什么看不懂的，还找我。

小燕的 HCG 值在术后下降很慢，到术后16周，又突然上升，伴有少量阴道出血，偶有腹痛、咯血。我告诉她，今天就来，现在就来。

小燕很快就来了，我给她办了二次入院手续。做了全面检查和化验后，子宫6周大小，双卵巢囊肿可见转移病灶，确诊侵蚀性葡萄胎，肺转移。

我把小燕家属找来，沟通治疗方案：第一化疗，第二手术为辅助治疗方案。因为，滋养细胞对化疗药的敏感性很强。家属同意方案后，为小燕进行了一般剂量的化疗，在进行了三个疗程后，肺部和宫腔病变均消失，HCG 恢复正常了。

HCG 虽然是滋养细胞肿瘤特异而敏感的监测指标，但并不是唯一的指标。因此，恶性滋养细胞肿瘤的治疗标准应达到以下3方面的条件：HCG 每周检测一次，连续三次正常；临床症状消失；其他器官转移灶消失或坏死纤维化。只有同时达到这几项条件，才可以称为临床治愈。

为了防止复发，又巩固了一个疗程的化疗，小燕就出院了。

这回不用我多加叮嘱，小燕没事就给我发发信息，问一些健康方面的问题，甚至是心情方面的感受，我都一一解答，一一宽慰。

一年过去了，一切指标正常。

小燕完全治愈。

多舛而又幸运的一年。祝福小燕。

知识小贴士

恶性滋养细胞肿瘤的转移

在恶性滋养细胞肿瘤的多种转移中，肺转移是最常见的。据报道，侵蚀葡萄胎患者肺转移的发生率为60%，而绒癌患者肺转移的发生率则高达80%。滋养细胞从子宫外妊娠性病灶脱落后，沿着子宫静脉、髂内髂静脉以及下腔静脉，经右心而首先传播至肺动脉，在肺动脉内停留于某些分支形成瘤栓。瘤栓内滋养细胞生长繁殖，血管壁逐渐破裂增大，血管破裂瘤细胞侵入肺泡，肺转移瘤不断增殖，瘤细胞经肺静脉至右心而导致全身其他脏器的转移。发生肺转移后，患者会出现咳嗽、咯血、胸闷、胸痛和憋气。

恶性滋养细胞肿瘤进入晚期病变，由肺向全身扩散时，脑部几乎很难幸免。因此，绒癌患者合并脑转移，在临床上比较常见。脑转移一旦发生，情况相当不容乐观。

北京协和医院的宋鸿钊院士等，根据大量的临床病理资料，总结了恶性滋养细胞肿瘤病变的发展规律，提出了解剖分期法，现已由国际妇产科联盟采用为国际统一临床分期标准。

知识小贴士

恶性滋养细胞肿瘤分期标准

归纳起来，恶性滋养细胞肿瘤的发展过程可以分为四个阶段：

◎病变开始于子宫，组织局限于子宫；

◎病变由子宫肌层内静脉窦侵入宫旁组织附件或阴道；

◎病变转移至肺部；

◎病变由肺继发扩散，而广泛转移至全身器官。

根据这四个阶段，即可将病变分为 4 期。

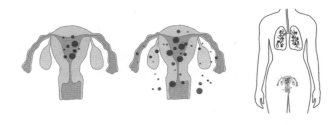

恶性滋养细胞肿瘤的扩散过程

关于花田、小燕治疗方案中的"化疗"，我想多说几句。对化疗没什么概念的朋友不要害怕，对化疗有所知晓的朋友可以进一步看看。

基本上，化疗对所有类型的恶性肿瘤都有作用，主要是一些血液系统的恶性肿瘤，用化疗药物就能达到根治。因为化疗就是通过血液系统循环，把抗癌作用的药物分布全身组织器官，对异常增殖的癌细胞大分子结构进行破坏，尤其是脱氧核糖核酸的复制受到明显抑制，从而控制肿瘤细胞的发展。同时，在我们所发现的肿瘤中，有些肿瘤对化疗敏感，有些则不敏感。对化疗不敏感的癌症，如"非小细胞肺癌"（鳞状细胞癌、腺癌等）、肝癌、肾癌、胃癌，虽然放疗和靶向化疗可以控制病情，但治愈率很低；对化疗非常敏感的肿瘤，如小细胞肺癌、绒癌、淋巴瘤等，这些疾病一旦确诊，最有效的治疗方法不是手术，而是全身治疗，也就是化疗。

那些对化疗十分敏感的恶性肿瘤，大剂量的化疗是有效的，它们是人类最早征服的恶性肿瘤。所以对于滋养细胞肿瘤的治疗效果评估，我们并不是采用恶性肿瘤通用的 5 年生存率来计算，而是要求达到根治的目的。

20 世纪 80 年代初期，那时候我出诊会经常遇到葡萄胎患者，有个别患者扩散严重，症状严重，出现死亡。那时候，我所在的医院还没有化疗这种解决方案。大约在 1985 年，我在医科院肿瘤医院进修的时候，试探性地跟带教刘老师说了下我的想法：我想去协和医院，专门学习一下关于滋养细胞肿瘤化疗相关知识。这位老师直接拿起电话就打给宋鸿钊教授："我们这里有个蒙古族女医生想去学学滋养细胞肿瘤化疗"，宋鸿钊教授直接回答"那就来学吧"。

于是在那段时间里，我一边在医科院肿瘤医院进修学习，一边想办法挤出所有时间去协和医院学习新知识。肿瘤医院的学习结束后，我争取再在医院宿舍住了一段时间，每天乘公交车去协和医院。那时候，我每天处在极度亢奋的状态，我生怕错过了什么知识，恨不得长四只眼睛、两个脑子，将所有钱都拿来买专业书籍，珍惜每一个能在临床学习和实践的机会。医生，是一个要终身学习的职业。前辈们为后辈创造的机会，便是这学习最好的教鞭。

近些年，我曾收治一位恶性滋养细胞肿瘤患者高娃。她来到我面前时，已经处于头痛、咳嗽、咯血和走路跟跟跄跄的状态。当时她说，一开始看了内科和脑科，医生让来妇科看一下。

我有了初步判断。除了正常的化验，我让她同时做了肺CT、脑CT。

各项结果出来后可见，血 HCG 高于 20 万国际单位 / 升，胸部、脑部都可见转移病灶。子宫内膜厚 2cm，略有肿大，肌壁间可见病灶，双侧卵巢黄素化囊肿 4—6cm 大小。当时为了明确病理，做了诊刮，病理可见滋养细胞瘤栓。

确诊绒癌，肺转移、脑转移。这已经属于非常凶猛的转移了。据高娃描述的症状节点，恶变应该是非常快的。

经过讨论，决定实施联合化疗为主，手术治疗为辅的方案。

幸运的是，经过 3 个疗程的化疗，高娃的 HCG 正常了，转移病灶也皆消失。

在又进行了 2 个疗程的巩固化疗后，高娃进入了恢复状态，从头痛、恶心、呕吐变得逐渐能吃能喝能睡能聊。

直到目前，高娃还好好的。

在 20 世纪 50 年代之前，恶性滋养细胞肿瘤患者的死亡率很高，平均生存期只有半年，是名副其实的"不治之症"。采用子宫切除或者放射治疗的方法，绒癌的死亡率仍高达 90%。就算是预后比较好的侵蚀性葡萄胎，如果处理不当，也有近 30%

知识加油站

什么是预后?

预后是指对创伤或疾病可能造成的后果的预测。是诊断的一部分。

有的疾病可置人于死地。有的伤病可以自愈，或经治疗后痊愈，有的疾病迁延不愈，有的疾病会留下后遗症。

预后与伤病的种类、患者的身体状况、有无适当的治疗措施及措施采取是否及时有关。

的死亡率。

该病，在过去曾被称为"癌症之王"。

到了 50 年代后期，世界上 3 个医疗中心不约而同对恶性滋养细胞肿瘤开展大剂量的药物化疗，并先后获得了突破性的成果——北京协和医院就是其中之一。

宋鸿钊院士等人经过大量的观察和艰苦的探索，终于找到了有效的化疗药物和科学的给药方法，直到目前还在广泛应用。

自此之后，侵蚀性葡萄胎患者在化疗后，基本无死亡。绒癌的死亡率，也从 90% 降到了 10% 以下，而且大多数患者可以单纯化疗，而不必切除子宫，即可痊愈。

这是中国妇科肿瘤学界对世界妇女健康所做出的巨大贡献。

马克思说过，"认识世界的目的在于改造世界"。作为一名医生，理解起来非常简单：认识永远没有尽头，疗效是最好的回报。

六、

多囊卵巢综合征多与肥胖相关

为什么年纪轻轻就得了多囊卵巢综合征？

女生长胡子、生痤疮、体毛多是怎么回事？

多囊卵巢综合征可以通过运动调理吗？

开启这一章的时候我斟酌再三。从工作本职意义上来说，医务人员普遍喜欢钻研、喜欢挑战、讲究治疗到底。疑难杂症对医生来说，是一种挑战，是一次冲锋，有一种"山重水复疑无路，柳暗花明又一村"的辛苦和欣喜感受。

然而，从病人的角度、数量、每个个体不同的情况来看，医生，尤其是全科医生，最先要解决的是常见病而不是疑难杂症。他们除了看常见病、治常见病，还要进行医学通识的普及，因为对医学知识的了解越多越能让认知发生在看病之前，越能让患者朋友心安。越多地了解自己的身体，以及疾病的起因，你会发现，有很多时候，你其实不必来医院、不必来找我。

这也是我写作这本书的初衷。

多囊卵巢综合征是我在这一章想叙述的问题。

多囊卵巢综合征是青春期及育龄女性最常见的内分泌紊乱性疾病，其发病率占绝经前妇女的 6%—10%，占无排卵性不孕症患者的 30%—60%，主要临床表现为闭经、多毛、肥胖、不孕和双侧卵巢呈多囊性肿大。

多囊卵巢综合征严重么？说起来，大多数情况是不严重的。

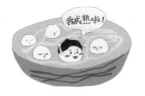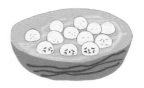

左侧为正常的卵泡，右侧为多囊卵巢综合征

但，能否说多囊卵巢综合征就是一种简单的疾病呢？不可以。这里我导入一个概念"异质性"。异质性疾病一般是指某种疾病，病因不是很清楚，并且在现有的研究结果中，未发现一个很统一的病因与机制，每个人的发病机理都多多少少地存在一定的差异。血液系统的很多疾病如白血病，还有系统性红斑狼疮等一些自身免疫性疾病均可称为异质性疾病。多囊卵巢综合征的临床表现和发病机制就有着较强的异质性。这让它成为妇科内分泌领域最复杂的研究热点之一。

而面对这类疾病，医生的兴趣往往集中在：多囊卵巢综合征的诊断标准是什么？病因是什么？致病基因是什么？而作为前来就诊的患者，她们关注的是：如何治疗月经不调？治疗肥胖、不孕、多毛和痤疮？对于多囊卵巢综合征的远期并发症，如无排卵而不孕、代谢综合征和子宫内膜癌的发生，患者往往并不了解。医生和患者的交集，就在诊断的这么一段区间内。

作为一名妇产科医生，首要的任务是解决患者的需要。无论是否已经做出多囊卵巢综合征诊断，都需要从根源上解决问题，甚至从观念上一点一点疏导和教育，有时候还会深入到其他生活习惯和日常保健领域去。

比如，从你的上唇长了些绒状的胡须说起。或者，从你成年后突然长出很多异于青春期的痤疮说起。又或者说，为什么你吃了一些减脂药膳，的确是瘦了，但身体悄然有了不好的变化。

我尽量在案例中切换频段，把我能接触到的说清楚。

从月经异常到发现多囊卵巢综合征

前年，23 岁的青青特地坐火车到北京看病，找到了我。

青青进门诊时，乍一看十分臃肿，等到坐下来，看到她俊俏的五官。她说，14 岁来月经，平时挺规律的，每个月 4—5 天，量也正常，也不腹痛。但是这三年来，月经开始不规律了，2—3 个月来一次，而最近半年都没来。

我便进行了详细的询问。

关于月经异常，相信很多女性朋友在生活的各个阶段，多多少少遇到过这类问题。

月经是一种正常的子宫出血，当卵巢内的卵泡成熟，排卵和黄体形成，卵巢分泌雌激素、孕激素，子宫内膜从增殖到分泌期变化，出现周期性剥脱出血。女孩在 12—16 岁出现第一次月经，都是正常的。如果女孩已过 18 岁仍无月经来潮，称为原发性闭经；女性既往曾有过正常月经，现停经三个月以上，称为继发性闭经（不包括因妊娠、哺乳、绝经所致），需要做相应的检查。

因为女孩子们比较年轻且羞涩，很多时候对于一些正常的现象心存疑虑。

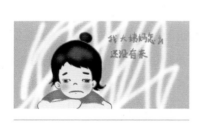

很多年轻女性会出现继发性闭经

比如，在经期血量大的时候频频出现血块。由于月经血中含有前列腺素及来自子宫内膜的大量纤维蛋白溶酶，并且纤维蛋白溶酶具有溶解纤维蛋白的作用，故月经血不凝固，在出血量多或速度快的情况下可出现血凝块，这是正常的。

又比如，在经期腹痛的时候，容易胡思乱想。月经时子宫肌层收缩有助于月经血从子宫腔排出，可致腹部稍有不适。如果经血排出不畅，引发较明显的腹痛即为痛经。原发性痛经是正常的，是由于月经来临期间体内的前列腺素分泌量增多而引起的，如果实在难以忍受，可以通过口服止痛的药物帮助改善。而继发性痛经主要是由于自身有器质性的病变而导致的，随着病情的加重，导致了痛经、月经失调、出血量增多等症状，这就需要进行治疗。

包括青青在内的一些患者，是由于月经异常而来医院进行的问诊。

 知识小贴士

月经异常主要是由什么原因引起的？
第一是内分泌失调；第二是多囊卵巢综合征；第三在临床上是由于卵巢功能早衰；第四是子宫内膜的病变；第五是黏膜下子宫肌瘤；第六是子宫内膜异位症。

对于月经异常的评估，临床上主要包括月经周期、经期长度以及经期出血量等因素。

月经周期

一般在 21—35 天，月经周期频率异常可有月经频发或者月经稀发。但因个体差异性，如果月经周期超过 35 天，但一直保持稳定，也可能是一种正常现象。月经周期直接反映卵巢功能，如出现月经周期频率异常，可以及时去医院进行卵巢功能检查，以及性激素六项检查。

经期长度

一般在 3—7 天，小于 3 天为月经过短，大于 7 天为经期延长，经期长度也可反映子宫是否存在问题。子宫内膜异位症患者可能会出现经期延长、月经量增多的症状，因为子宫内膜生长进入其他部位，同时还接受卵巢激素的调节而出现周期性剥脱，与正常月经重叠后就会有经期延长、月经量增多的表现。

经期出血量

正常月经出血量为 20—80mL，当月经量小于 5mL 时称为月经过少，超过 80mL 叫月经过多，临床上月经过多主要病因有子宫肌瘤，严重时还可能导致女性贫血。

总体来说，偶尔出现的月经异常可能与机体状态有关，不必太过担心。但如果长期有月经异常的表现，要结合具体症状去医院进行检查，明确病因后规范治疗。

我问到，青青，你过去体重多少？

青青说，4 年前，体重只有 110 斤不到，现在将近 160 斤。这个体重，自己都觉得不好意思，但是越是这么觉得，压力越大，越是不爱动弹，后来，不仅不爱动弹，也睡不好，学习还落下了，成了个恶性循环。

继续询问下去，青青既往身体健康，无性生活史。其母亲是自然分娩，青青出生时体重4000g。

查体后，我记录下来：身高160cm，体重79kg，血压130/80mmHg，腰围93cm，臀围108cm，腰臀比约0.86。面部痤疮明显，双乳发育V级，无泌乳，乳晕周围各有少许几根长毛。脐下正中线上有数根长毛。

妇科检查：外阴发育正常。肛查，子宫及附件均正常。

我立刻给她开了化验单和B超单。

知识小贴士

◎腰臀比

腰臀比(Waist-to-Hip Ratio, WHR)= 腰围／臀围，测量腰围时采用腰节围或最小腰围，不采用腰围（脐点）。腰臀比是判定中心性肥胖的重要指标。男性腰围大于等于85cm，女性腰围大于等于80cm是中心性肥胖的分界点。男性腰臀比大于0.9，女性腰臀比大于0.85，也诊断为中心性肥胖。

◎乳房发育分级

I 级：乳房没发育；

II 级：有小乳核，乳房稍隆起；

III 级：乳房增大；

IV 级：乳晕高于皮肤；

V 级：乳晕与皮肤平，乳头发育。

其中，乳房发育IV级和V级，为乳房发育成熟。

◎肛查

肛查也叫肛诊。妇科检查的时候，对未有过性史的女性做肛查，避免损伤处女膜。

第三天，青青带着化验和 B 超结果来了。

盆腔超声：子宫 4cm×4.2cm×3.5cm，每侧卵巢均有多于 12 个 2—9mm 卵泡。腹部超声提示：脂肪肝。甲状腺功能正常，肝肾功能正常。激素水平显示，雄激素水平较高。空腹血胰岛素值较高。

诊断为"多囊卵巢综合征"，患者同时伴有肥胖和胰岛素抵抗。

青青的案例写得比较简单，但是关键词很多，肥胖、月经异常、女性雄激素水平、胰岛素抵抗等，都是这一案例中非常重要的关键词。

"多囊卵巢综合征"这个名称非常符合我们的直观想象，它是一种卵巢增大并含有很多充满液体的小囊，雄激素水平增高、不能排卵的内分泌疾病，最显著的特征是无排卵。而"综合"则意味着，单一的多囊卵巢表现并不能作为此征的诊断标准。

2003 年，欧洲人类生殖协会和美国生殖医学协会共同推荐

 知识小贴士

《鹿特丹标准》

1. 临床出现持续无排卵或偶发排卵；

2. 临床和生化指标提示存在高雄激素血症，并排除其他可能导致高雄激素的因素；

3. 卵巢呈多囊样改变。

符合上述 3 项中的 2 项，排除其他疾病者，可诊断为多囊卵巢综合征。

了诊断标准（我们称为《鹿特丹标准》）。

由此可见，"卵巢多囊样改变"是多囊卵巢综合征的非充要条件。

2011 年，由我国卫生部牵头，各位专家又在这一判断标准的基础上，进一步制定了《多囊卵巢综合征诊断标准和治疗规范》，从临床的实际需要出发制定了判断标准，并在全国推广实施。

 知识小贴士

《多囊卵巢综合征诊断标准》

1. 月经稀发，以及周期大于等于 35 天及每年大于等于 3 个月不能排卵；

2. 闭经、停经时间超过三个以往的月经周期或停经时间大于等于 6 个月，或不规则子宫出血是诊断的必须条件；

3. 同时符合下列 2 项中的一项，并排除其他可能引起高雄激素和排卵异常的疾病，即可诊断为多囊卵巢综合征：①高雄激素的临床表现或高雄激素血症；②超声表现为多囊卵巢综合征。

在青青的检查结果中，每侧卵巢均有多于 12 个 2—9mm 卵泡，已经属于卵巢多囊样改变。

卵巢多囊样改变，是一种卵巢形态的描述。正常的卵巢，每个月在月经结束之后，会有多个小卵泡同时发育，但是会有 1 个发育得最大，这个叫优势卵泡。在优势卵泡形成以后，其它的小卵泡就会萎缩，慢慢地消失，主要是供给大的优势卵泡来发育、排卵、受孕。多囊样的改变，就是一堆小卵泡同时发育，但形不成优势卵泡，没有最大的，一堆小的都堆在卵巢上。如果同时检测到 12 个小卵泡以上，就叫作卵巢的多囊样改变，是卵巢多囊综合征的表现，病理就是卵巢不排卵。

有些人的卵泡总数可能没有这么多，但是卵巢的体积很大，超过了 10mL，这时我们也认为是卵巢多囊样改变。

另外，不要小看青青身上多出的痤疮和一些毛发，这和她的雄激素水平高有关。

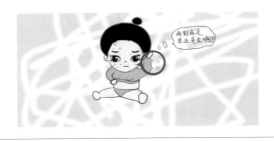

女性痤疮和毛发多生多与肥胖相伴

大家可能都知道，女性体内同时存在着雌激素和雄激素。同样的，男性体内也是有雌激素的，只是相对来说，女性体内雌激素占主导地位。

女性体内的雄激素来源主要是卵巢和肾上腺，小部分在肝脏和脂肪等组织合成。它们对肌肉、毛发、骨骼的生长等多方面都有着促进作用，但如果雄激素水平过高，就会打破女性体内的激素平衡，不但不利健康，还可能会带来一些隐患。当女性体内雄激素过多，会逐渐变得"男性化"，如腿毛、腋毛、胡须等毛发的生长，出现痤疮、脂溢性皮炎、皮肤粗糙、毛孔增大和激素性脱发，声音也可能会变粗。

我曾遇到过一些家长陪着自己青春期的女孩，因为上述原因前来就诊。

这个时候，睾酮含量的检测比较重要。正常情况下，女性体内的睾酮含量大约只有男性的 1/10，如果女性体内一种或者是多种雄激素水平升高，就会造成女性性腺功能紊乱和能量代谢失调等异常，也通常称之为高雄激素血症。

雄激素如果过量，不仅导致生殖内分泌的疾病，还会对糖脂代谢以及心血管疾病带来不利的影响，可以导致月经失调，主要是月经周期延长、经量减少甚至闭经。也会导致排卵异常，影响卵泡发育成熟和卵巢的功能，导致不孕、复发性自然流产，以及对子代产生不利的影响。另外，高雄激素血症与代谢障碍也密切相关，尤其是对血脂和胰岛素分泌有不利的影响。

高雄激素血症、多囊卵巢综合征、胰岛素抵抗，往往是同时交叉出现的。

胰岛素抵抗这个词，在近些年已经很火了。相信很多人知道它的原因，是因为更为流行的一个词"生酮饮食"。

众所周知，胰岛素在人的身体里占据一个非常重要的角色，但我们身体对它可是又爱又恨。

胰岛素主要的作用是促进血循环中葡萄糖进入肝细胞、肌细胞、脂肪细胞及其他组织细胞合成糖原使血糖降低，促进脂肪及蛋白质的合成。其中你的脂肪就是靠它的运作，将多余的葡萄糖及热量全部储存成肝糖原或脂肪，并且抑制肝糖原或脂肪的分解。

当你在健身房大汗淋漓的时候，也许你的教练会为你鼓劲：

"再加一把油！现在你代谢的还是体内多余的糖原，努努力，就要开始代谢脂肪了！"说的就是这一个原理：如果我们开始运动，前段时间肌肉会完全依赖糖原储备，而当运动到一定时长，就会消耗掉大量糖原。当肌肉把现有的糖原消耗光时，就会调用脂肪参与能源供应，让脂肪和葡萄糖共同支撑身体活动。而有肌肉长期训练的人，他们可以燃烧更多的脂肪。这是一个良性循环。

在这个过程中，胰岛素是储存脂肪的主角。胰岛素上升，身体就走储存脂肪的路线；胰岛素下降，身体改走燃烧脂肪的路线。但如果是短暂的胰岛素上升，影响并不大，因为很快胰岛素就下降，身体马上又切换为燃烧脂肪，这样一来一往，身体还不至于暴肥！但是如果胰岛素一直居高不下，那结果就不一样了。

当我们长期吃进过多高碳水化合物，经过小肠吸收，过多葡萄糖涌进血液导致血糖过高，再导致胰岛素大量分泌，指挥葡萄糖进入细胞充当燃料。然而，细胞不需要过多的葡萄糖，为了防止粒线体过度运作，于是发展出"胰岛素抵抗"，让身体另辟管道解决过多葡萄糖的问题。

简单来说，就是胰岛素的敏感度不像以前这么高了，多余葡萄糖会转换成肝糖原或脂肪，然后储存在特殊的地方，例如：肝脏、肌肉、内脏脂肪、体脂肪。

胰岛素在配合上演了一部一部"狼来了"的过程中，开始摆烂了。人变得肥胖。

在读书网站上搜索，有关"生酮饮食"的书籍大约有

四五十本之多，可见它的流
行，更可见当下人们对于肥
胖问题的焦虑。生酮饮食，
通常指碳水化合物含量非常
低、蛋白质含量适中、脂肪
含量高的饮食，旨在诱导酮
病或酮体的产生。这个概念

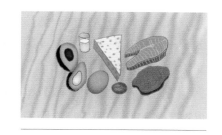

当下比较流行的生酮饮食

最初由 Russel Wilder 博士于 1921 年提出，用于治疗儿科患者的
难治性癫痫发作。这种饮食方式组成的饮食结构，严格限制碳
水化合物的总体摄入量，让脂肪提供 90% 以上的热量摄入。

生酮饮食已被证明可有效减轻体重、减少高胰岛素抵抗
并改善胰岛素敏感性。虽然已经广泛报道了遵循生酮饮食的
好处，但长期生酮饮食的可持续性受到质疑，必须跟踪自己
的身体指标，并检查饮食停止后的影响。

上面的叙述，距离青青的病情跑出去好远，我拉回来。其
实很多讲到的问题，也是我与青青说到的。只不过一是问诊时
间并不十分充裕，后面还有大量病人等候；二是当时的青青还
在恐慌和自责的情绪中，我尽量轻柔地帮她分析一下目前的病
情，提醒她应该调整的生活习惯，并告诉她，就从现在开始，
完全来得及。

在给青青治疗方案的时候，我留她又多聊了一会儿。我知
道，病人尤其是年轻病人，都期望能够遇到"快刀斩乱麻"似
的解决方案，比如期待采用几个疗程的治疗后，就能自然行经，

对于需要长期治疗、长期服药的方案，可能存在一定的畏惧和抵触，并且存在大量的中途因为这样那样的原因忘记服药、放弃治疗的例子。

在为青青肌肉注射调节黄体酮三天后，第四天出现撤退性出血。子宫正常，子宫内膜有正常的反应，体内有一定的雌激素基础，子宫内膜处于增生期，这时候注射黄体酮或者催经的激素使月经来潮，称为撤退性出血。撤退性出血和月经是一样的，因此也叫"代替月经"。

再给予达英 −35 治疗，调整月经周期，并治疗高雄激素血症。临床上针对多囊卵巢综合征经常使用达英 −35 和优思明，而它们更多地被认知，是因为它们是常用的两种短效避孕药物。达英 −35 和优思明都有抗雄激素作用和抑制排卵作用，可以调整月经周期，达到避孕或治疗痤疮以及多囊卵巢综合征的目的。

同时开二甲双胍，治疗高胰岛素血症。胰岛素抵抗和高胰岛素血症，这两个概念异曲同工，因为胰岛素抵抗的机制存在，所以才导致了高胰岛素血症。这两个是相同的机制，胰岛素抵抗是原理，高胰岛素血症是指标上的直观反映。

把方案详细说了一遍后，我叮嘱青青：你现在来医院查清楚了，非常好，因为你没有病痛那些明显的症状，我担心你会一时紧张而特别注意，过了一段时间就放松忽视了。我想严肃地告诉你，大概率上，你可以通过长期的坚持，让自己好起来。你要坚持进行低糖、低脂、低碳水、低热量的饮食，适量的运动，保持体重的正常，作息规律，尽量少熬夜。等你再来复查的时候，我能看到你是不是在为了自己而努力。

6个月后，青青来复查。她的体重下降了3kg。通过治疗，青青的高雄激素及胰岛素抵抗都有了好转，面部痤疮改善明显，乳晕和脐下正中毛发有脱落，空腹血糖、空腹胰岛素、睾酮指标略有好转。

因为青青的减重情况不理想，我批评了她。由于其治疗已经有了一定的效果，并且看上去思想更为成熟，我就着重讲了讲多囊卵巢综合征的危害：轻的像你现在这样的月经异常、功能失调性子宫出血，重则还会导致不孕不育、子宫内膜不典型增生或子宫内膜癌等等。

临走前青青跟我说，她一定要回到四年前的模样。

多囊卵巢综合征的危害

别急，这个案例还没结束。多囊卵巢综合征的危害，我想详细讲给大家听。

在这之前，先把"二甲双胍"讲一讲。

这几年，二甲双胍也快成"网红"药了。在问答网站上，我搜罗到关于该药的文章和问题："说说'神药'二甲双胍""左

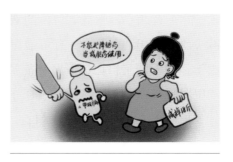

不要自行食用二甲双胍减肥

旋肉碱、奥利司他、二甲双胍，谁才是减肥神药？""二甲双胍听说能减肥还能延长寿命，有内分泌大佬解释一下嘛？"

20 世纪 80 年代，人们发现，使用双胍类药物的小鼠平均寿命延长、肿瘤发生率明显降低。2013 年，核心学术期刊《细胞》上的一篇论文提出，二甲双胍延缓了线虫的衰老。同年，网络期刊《自然传播》的一篇论文提出，小鼠口服小剂量二甲双胍后，达到了"延年益寿"的效果。而在七年前，则是一篇爆文让二甲双胍成功出圈到了大众面前，说是世界首例抗衰老药将进行临床试验，试验结果可能让阿尔茨海默症和帕金森病等疾病成为遥远的回忆，试验名称就是"用二甲双胍对抗衰老"。

我想明确的观念是，二甲双胍并不是可以直接减龄和增寿的神药。而是，如果不正确地对待血糖管理，有可能会加速衰老。血糖情况和药物情况要合并到一起、相对地看。二甲双胍真的是一种好药，又非常平价。但是切切记得，它是一种降糖药，不能当减肥药来日常食用。二甲双胍可以抑制肝糖输出，降低空腹血糖，改善胰岛素的敏感性，对于 Ⅱ 型糖尿病超重、肥胖的患者有减重的作用。但前提是遵医嘱。

除了有恶心、呕吐、腹泻等胃肠道反应，二甲双胍还可能减少维生素 B_{12} 的吸收，有可能影响血红蛋白的合成。此外，由于你并不清楚自己的肝肾功能情况，有肾功能损害时易发生二甲双胍与乳酸在体内蓄积，有可能会增加乳酸酸中毒的风险。

减重这件事，靠毅力和坚持，尽量不靠药物。

在劝导病人的时候，我感觉有时变身为好几个自己。有时候我不得不更改话术，比如说"这个你要小心有可能导致未来心血管疾病"，但是考虑到对方的接受程度，可能先说"你要小心啊，不积极治疗，有可能未来变得不好看了"，反而效果更好。

多囊卵巢综合征的一般症状，大家都看到了。那么针对其远期危害，我就挑严重的多说说，不严重的少说说。

首先是功能失调性子宫出血

简称功血，是由于生殖内分泌轴功能紊乱造成的异常子宫出血。有些患者出血量不多，但在内膜增生的患者中出血量大，从而导致低血压，严重的导致贫血。另外，持续大量的出血，也提示内膜增生甚至内膜癌的可能性。

其次是不孕不育

多囊卵巢综合征是月经失调和无排卵而不育的最常见原因。就算怀孕的话，也有可能导致流产的发生。

然后是子宫内膜不典型增生或子宫内膜癌

多囊卵巢综合征患者属于子宫内膜癌的风险人群，危险度甚至超过了糖尿病等相关因素，两者相关的主要原因在于两点：一是多囊卵巢综合征患者因长期的排卵功能障碍使子宫内膜无法进行正常的周期改变，因此会产生增生、不典型增生或癌变；二是多囊卵巢综合征患者普遍存在胰岛素抵抗，与子宫内膜癌的发生有密切关系。因此，无论是否为肥胖型患者，多囊卵巢综合征都与子宫内膜癌的发生有一定的关系。

除此之外，还有高血压、心血管疾病

多囊卵巢综合征患者的收缩压通常升高，其发病率在 30 岁以后开始增加，是正常年龄人群的 3 至 5 倍。随着年龄的增长，多囊卵巢综合征患者的心血管疾病的风险显著增加。

……

我不再写下去了。总之，危害是无穷尽的，而从源头解决它并不难。你说呢？

从改善生活方式开始

元代医学典籍《丹溪心法》就有记载："肥盛妇人，恣于酒食，躯脂溢满，闭塞子宫，经水不调，不能成胎。"中医认为，多囊卵巢的病机，本在肾虚，标在痰和瘀，痰虚瘀三者恶性循环就会加重病情。如果是机体肥胖之人，饮食无节制、喜食肥甘厚味，导致气机升降失衡，气血乏源以及水湿代谢紊乱，就会聚化为痰。随着痰湿越聚越多，流注下焦，则可导致痰湿闭塞子宫，导致月经稀发、不孕。同时痰湿增多，脂膜积聚，造成肥胖多毛等症状。

早在 20 世纪 70 年代，美国哈佛大学教授恩格尔就提出："医学应该从单纯的生物学模式转化为生物——心理——社会的模式。"只有把人看成一个多层次、完整的连续体，综合考虑生理、心理和社会多重因素，医生才能做出科学的诊断和治疗。

这两年，前来问诊的肥胖女孩越来越多。尽管我对他人的外表极不在意，但也有一个印象深刻的上午，那个上午我接诊的姑娘们一个比一个胖，虽然那天还好都没有大病、重病的，但我一整天乃至好几天都郁闷得不行。我特别想把大家集中起来，一起说说肥胖的问题，要么娓娓道来，要么吓唬吓唬这些孩子。后来时间一长，渐渐淡忘了，直到刚才。

那个夏天，小庄进了我的门诊室。小庄那年只有 19 岁，看上去却比实际年龄大很多，外观脖颈处，一圈呈灰褐色纹理状斑块。除了颈部，在小庄的背部、乳下和腹股沟等多处皮肤褶皱部位均出现灰褐色的色素沉着，呈对称性，皮肤增厚，质地柔软。经检查，确诊多囊卵巢综合征，并黑棘皮症。

形容到这里，相信很多朋友都能够有所印象。近年来，患有

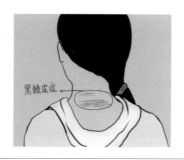

肥胖、多囊卵巢综合征、黑棘皮症三者往往同时发生

知识小贴士

什么是黑棘皮症？

黑棘皮症是一种皮肤疾病，特点是以皮肤表面有绒毛状的灰棕色的色素沉着，中央增厚，边缘较薄，常发生于皮肤弯曲处，包括颈部、腋窝、腹股沟以及乳腺下方。黑棘皮症是多囊卵巢综合征的一种皮肤表现，该病在肥胖患者中越来越多。

黑棘皮症的人群并不少见。一方面我想澄清，那并不是对方不爱洗澡、不讲卫生所致；另一方面我想说，一定要重视黑棘皮症，它不仅是多囊卵巢综合征的表现，当下幼儿存在顽固肥胖合并黑棘皮症的也越来越多了。虽然一些遗传性综合征以及类肿瘤综合征的情况会导致黑棘皮症，但是最常见的引起该病的疾病是胰岛素抵抗和肥胖，这些都经常高发于多囊卵巢综合征患者。黑棘皮症在多囊卵巢综合征合并肥胖患者的发病率高达 50%。

来问诊的时候，小庄并不晓得黑棘皮症和肥胖直接相关，更别谈多囊卵巢综合征了。她只是觉得，一是最近越来越没有力气了，二是月经越来越不正常了，对内分泌失调没什么概念，但觉得应该来医院看一看。

"最近不仅身体不大好，我好像越来越胖，也越来越丑了。"小庄难过地说。

给小庄按正常流程开完药，叮嘱了一番，我便继续接诊下一位患者了。另一位也是胖胖的，我当时想，我要是一架复读机就好了，给小庄的很多叮嘱，对这位患者也同样有效。只不过，她们怎么样才能真正听得进去呢？她们如何才能获得健康生活的动能呢？她们在工作中、生活中遇到体型歧视该怎么应对呢？她们能否把健康的身体当成一生的任务呢？

除去病理性的原因，我想多多强调的还是肥胖的问题。它是一个社会问题，与跟风的流行观念有关，与不科学的饮食结构有关，与不健康的生活方式有关，甚至与不健全的教育方式有关。

这两年我学到了很多新词，都是年轻人教我的。现代职场中，有"996"，有"007"，有"累成狗"，压力这么大，很多年轻人的体重却一路飙升。压力大的人群处于急性应激反应中，人体的神经—内分泌系统会通过一系列的刺激反应引起机体激素平衡的变化。就职、结婚、生育等环境变化巨大，心理波动也大，加上女性还有生理周期，因荷尔蒙平衡的缘故容易导致精神不稳定，特别容易感受到压力，因而导致的身体问题被称为"压力肥"。

在这一章里，我前前后后、左左右右提到肥胖问题，就是期望我们把能够提前预防的都提到前面来，不能走"先肥胖后减肥"的路。就像前面说的，我期望你"不必来找我"。

"上医治未病"。这句话很好。面对任何病症，我们都可以更加人性化一些，向前再走一些，让大家一起回到它开始的地方。

"医乃仁术"的医，和"见招拆招"的医，一点也不冲突。

自古以来，我国就十分重视医学的人文关怀。作为医生，我们都读过"德不近佛者不以为医，才不近仙者不以为医""夫医者，非仁爱之士不可托也，非聪明理达不可任也，非廉洁淳良不可信也"这些古训。

近现代医学史上，同样不乏仁医、慈医典范。我国妇产科学的主要开拓者、奠基人之一的林巧稚，一生未婚却接生5万多婴儿，被称为"万婴之母"。2012年，"妇产科好医生·林巧稚杯"正式设立，该奖项以林巧稚教授的名字命名，是国内妇产科领域的最高荣誉。2016年，我获得了这个奖。

林巧稚曾经说，"医生给病人开的第一张处方，应是关爱。"

作为后辈，我虽然已是古稀，但是铭记如初心。

七、

"功血"——从我们一生的故事说起

胎儿的性别是在什么时候决定的？

青春期功血能不能根治？

功血就是内分泌失调吗？

很多朋友对"内分泌失调"这个词再熟悉不过了，长痘痘、失眠、焦虑、"大姨妈"问题，甚至身体一旦有难以理解的风吹草动，都可以归结于它。它被人们挂在嘴边，但它究竟是什么？

这一章，我从内分泌失调、月经失调说起，以功血（**功能失调性子宫出血**）的案例落脚。

女性一生的内分泌系统

女性一生的健康与否，与内分泌的关系太密切了。内分泌系统的运作，贯穿胎儿期、新生期、儿童期、青春期、性成熟期、更年期、绝经期等全过程，与我们厮守一生。让我从头开始，说说我们一生中与内分泌相伴的故事。

我们的叙述对象主要是女性，包括胎儿。

1. 胎儿期

胚胎着床了。这时候，大多数妈妈都没有察觉，生命的馈赠就那么悄然降临。

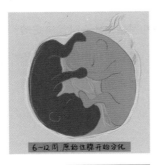

子宫中的胎儿

其实，胎儿的性别从卵子受精的时候就已经决定了。精子携带了Y（男）或X（女）染色体，所有卵子自带的都是X染色体。如果与卵子结合的精子是携带的X染色体，结合形成的便是XX，那么怀的就是女宝宝；如果与卵子结合的精子是

116

携带的 Y 染色体，结合形成的便是 XY，那么怀的就是男宝宝。

胚胎 6 周内胎儿的性别尚不能区分。此后，若胚胎细胞含有 Y 染色体，在其作用下，原始生殖细胞逐渐分化为睾丸。睾丸形成后刺激间质细胞分泌睾酮，促使中肾管发育，支持细胞产生中肾旁管抑制物质，使中肾旁管退化、外生殖器向男性化发育。如胚胎细胞不含 Y 染色体，原始生殖细胞分化为卵巢，由于缺乏中肾旁管抑制物质，使中肾旁管系统发育，形成阴道、子宫、输卵管，外生殖器向女性分化发育。在怀孕 12 周末，外生殖器已发育，可以初辨性别。

所以，面对那些"吃素的女性容易生女儿""中药调理提高生男孩的几率""女生补某种食材好生双胞胎"说法，要淡定，那些都叫作"流言"。

在这个期间里，胎儿甲状腺是最早发育的内分泌腺，于妊娠第 6 周开始发育。对于母体来说，妊娠期的激素，可以来自母体自身，也可以来自胎儿的内分泌腺。12 周的胎儿，已能合成甲状腺激素，也能够分泌胰岛素。

2. 新生儿期

非常成功地，婴儿与外界气体进行了第一次交换。随着一声啼哭，婴儿向世界宣告：我来了。

在胎儿期，胎儿通过胎盘与母体进行营养交换和代谢产物排出，孕期母体分泌的各种相关激素进入胎儿体内，保证了各系统正常的发

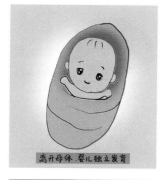

新生儿呱呱坠地

生和发展。

当一个发育完好的婴儿出生时，体内会带着母体孕期分泌的各种激素，而断开脐带之后，新生儿就开始了独立的内分泌活动。

从呱呱坠地到出生后 4 周内，为新生儿期。新生儿期十分短暂，但这个新的生命将获得父母的万分关注。

有年轻的母亲曾向我咨询，她发现刚生下来的小宝宝私处有一些白色的分泌物。这位刚当上母亲的小朋友，不知道女儿这些分泌物是正常的还是不正常的，非常害怕。

其实，当新生儿分娩出来后并切断脐带，突然中断了母体雌激素对孩子的影响，雌激素水平会突然下降，所以新生女孩就会产生类似成年女性月经周期中分泌物增多的表现，有时会出现子宫内膜剥脱导致的少量阴道流血，女婴乳房可略隆起或有少量乳汁分泌，一般于数天内消失。

所以朋友们不必担心，这些都属于正常的生理现象，不需要药物治疗。随着婴儿脱离母体的时间越来越久，受妈妈雌激素的影响也会越来越小，这些现象都会消失。

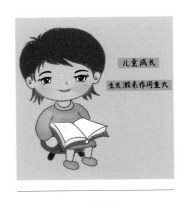

纯真的童年

3. 儿童期

无论是文学巨匠高尔基、绘画天才毕加索、歌手罗大佑，还是渐行渐长的我们，生命中最为美好纯真的回忆，素材都来自童年。

度过新生儿期，我们会进入婴儿期、幼儿期、学龄前期、学龄期，这段直到大约 11—12 岁的成长过程，我们统称为儿童期。8 岁之前，我们叫作儿童早期，女童的下丘脑－垂体－卵巢轴功能处于抑制状态，卵泡无雌激素分泌，生殖器呈幼稚型；至 8 岁后，女童的下丘脑－垂体－卵巢轴功能抑制状态解除，垂体开始分泌促性腺激素，卵巢内卵泡有一定的发育并分泌性腺激素，但仍达不到成熟阶段。

知识加油站

什么是下丘脑－垂体－卵巢轴？

这是个重要的概念，后面还会三番五次提到。它们组成一个完整而协调的神经内分泌系统，它的每个环节均有独特的神经内分泌功能，并且互相调节、互相影响。它的主要生理功能是控制女性发育、正常月经和性功能，因此又称"性腺轴"。

在这些年里，因为儿童内分泌问题前来就医的年轻父母明显增多。我虽然主要负责妇产科，但也有很多父母带着小病人从儿科转过来。其中患有甲状腺疾病、肾上腺疾病的小朋友不在少数。

有些小病人患有内分泌器官的异常，像甲状腺器官异常，出现了甲亢、甲减的症状。有些是性器官出现异常，导致女孩八岁之前，或者是男孩九岁之前出现第二性征，引起性早熟。有的小孩由于生长激素分泌异常，导致出现矮小症或者巨人症的情况。还有很多小朋友因为肥胖前来就诊，实则是内分泌紊乱导致了胰岛功能分泌异常，并出现黑棘皮病甚至糖尿病等情况。

有一句话广为流传：幸运的人用童年治愈一生，不幸的人用一生治愈童年。在生理和病理上，这句话全部有效。

4. 青春期

青春期是个美好的词汇。从大约 11—12 岁起到 17—18 岁这段美好的年华，是孩子们从儿童期至成年期的过渡。这段过渡期，从性器官开始发育、第二性征出现，至生殖功能完全成熟、身高增长停止。此期间性腺所分泌的激素开始增加，是生殖器官生长及第二性征发育最快的阶段。

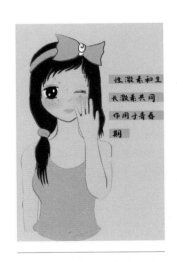

性激素和生长激素共同作用于青春期

美好的青春期

青春期的个体，正处在"第二次生长发育高峰"。很多男孩、女孩认为自己的自我意识在这个时期"觉醒"。

一般女孩的第二性征发育开始于 8—13 岁，青春期的发育约经 2—6 年。在此期间，上小节提到的"性腺轴"，即下丘脑-垂体-卵巢轴功能逐渐成熟，在这三者的合作和反馈机制中，形成了排卵、子宫内膜增生、黄体分泌雌激素和孕激素以及子宫内膜的剥脱出血，形成月经。

对于女孩来说，月经第一次来潮，即月经初潮，是青春期的重要标志。

青春期的女孩子刚刚来月经的时候，有一些月份是会出现不排卵的，主要是因为"性腺轴"这一反馈机制尚未成熟。也有一些时候，有卵泡发育但没能发育成熟，血中的激素水平波动，引起子宫内膜不规则剥脱，这就是我们后面会说到的"无排卵性功血"。

这些情况的发生，属于正常的现象，一般自月经初潮后，需5—7年建立规律的周期性排卵，月经逐渐正常。

5. 性成熟期

女性的性成熟期，我们叫它为"黄金年代"，从近20岁开始，持续约30年乃至更久。这一时期的女性，面临人生中的问题也是最为集中：学业、事业、婚姻、子嗣、抚养、家庭……由于女性特有的生理特点，她们所面临的问题和处理的角度也是迥异于男性的。我常常会听到有些女孩子明明非常漂亮可爱，但是自称为"女汉子""女超人"，我能够体察到每个表面坚强的女人背后的那些故事。

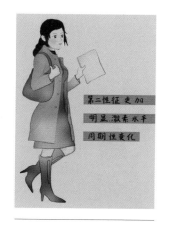

第二性征更加明显激素水平周期性变化

女性活跃在生活和社会的舞台

在这一期间，女性的"性腺轴"，也就是下丘脑-垂体-卵巢轴发育成熟、功能稳定，是生殖内分泌功能最旺盛的时期。在生理上，卵巢规律排卵及周期性激素分泌引起的子宫内膜周期性剥脱出血、规律的月经周期是性成熟的主要特征，而且此期全身各系统器官伴随着性激素变化而发生周期性的变化。

在月经前半期，卵泡发育所产生的雌激素水平逐渐上升，子宫内膜呈增生期改变，排卵后形成黄体，孕激素分泌逐渐增加。如未受精，则黄体开始萎缩，雌、孕激素分泌量均逐渐下降，子宫内膜萎缩剥脱，继之月经来潮。

在我的从医经历中，我所接诊的大多数是这一时期的女性，包括这本书的案例中所提及的大多数女性。

6.绝经过渡期

绝经过渡期，也叫"围绝经期"，是指从卵巢功能开始衰退，直到最后一次月经这一段时间。 在这一期间，卵巢功能逐渐衰退，卵泡数明显减少，而且发生卵泡发育不全，最终由于卵泡耗尽或者是剩余的卵泡对垂体促性腺激素丧失反应，导致绝经——月经永久性停止。

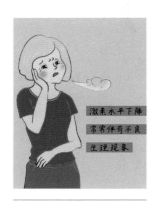

激素水平下降
常常伴有不良
生理现象

开始面临"衰老"这一命题

从开始出现绝经迹象，直至最后一次月经的这段时期。可始于 40 岁，历时短至 1—2 年，长至 10—20 年。我国妇女平均绝经年龄为 49.5 岁，80％在 44—54 岁之间。

对于医生来说，就会从临床特征、内分泌学及生物学上进行判断。

围绝经期常有月经周期和月经量的改变。月经紊乱是绝经过渡期的常见症状，由于稀发排卵或无排卵，表现为月经周期不规则、经期持续时间长，即经量增多或减少。

除了月经紊乱之外，在绝经过渡期还会出现潮热的表现，是因为血管收缩功能不稳定所导致，也是雌激素降低的特征性症状。

在这一期间，由于雌激素水平波动、低下，可出现血管舒缩障碍和精神、神经症状，表现为潮热、出汗、抑郁或烦燥不安、失眠等，称为绝经综合征——也就是我们每个人都知道的名词，"更年期综合征"。

绝经综合征，是一系列的躯体及精神心理症状。

面对这一时期的女性所患有的症状，我们尽量给予关怀。哪怕不能够给予关怀，也请给予理解，请不要说类似于"别理她，她更年期了！""你是更年期了吗？脾气这么臭"这样的用语，这属于对女性的语言暴力。

我们自己、我们身边的几乎每个女性都要经历这段时间，正确看待它的到来，才是最友好的相处方式。在下一章，我会专门来写一写这个时期的亲身经历和从医案例。

7. 绝经后期

伴随着叶芝的一首《当你老了》，女性进入生命的另一个阶段，绝经后期。

关于它的描述，让人有一丝悲伤：这是自人生中最后一次月经以后，一

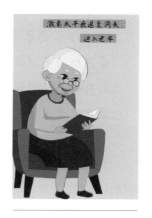

生命中最后一段美好岁月

直到生命终止这一整个时期。

在此期间，女性的卵巢功能完全消失，雌激素分泌停止，全身组织及器官出现萎缩及老化现象，常发生骨质疏松，特别是性器官，如阴道明显萎缩，甚至出现老年性阴道炎、性交困难、尿路感染、尿失禁等，严重者发生阴道闭锁。

从时间的长度和生理机能的角度上看，这一阶段并没有什么令人高兴的部分。但是从另外一个角度来讲，女性进入了一个新的人生阶段。

生理上，绝经后，有子宫肌瘤的女性，肌瘤会逐渐萎缩，恶变的几率越来越小，大部分患有子宫内膜异位症的患者会好转，卵巢囊肿会慢慢缩小甚至是消失，周期性乳腺肿胀也会消失。在生活上、心理上，我们可以好好看看这个世界，陪伴身边的人，读读书散散步。

许多女性在这一时期回顾人生。是的，我们老得可以一起谈谈人生了。

"多少人爱你青春欢畅的时辰

爱慕你的美丽假意或真心

只有一个人爱你那朝圣者的灵魂

爱你衰老了的脸上痛苦的皱纹"

——爱尔兰诗人叶芝的这首诗，给人多少感动和安慰。

其实，在中国传统文化文字中，对"疾"和"病"的定义是有所不同的。

外伤为"疾"。疾，一个病字框，里面是一个矢，即一支箭，还可以引申为疾驰、疾速。它告诉你，那些从外而来侵害你身体的东西，就像一个人朝你放的冷箭，比如，感冒、风寒、传染这些外来因素引起的不适，就叫疾。

内患为"病"。丙，本义为鼎足而立，阳气久积，曰丙。丙字，如大阳哺乳，万物生成，是炽热燃烧的三把火。在五脏器官里，丙又代表"心"。"疒"与"丙"联合起来，表示在体内淤积、生发出来的身患。

疾之久曰病。一病，则百物留形。

上述迂回讲述这些关于女性一生的内分泌的故事，即是与大家一起分享那些看不见的体内的成长、那些积累着的疾病发端，以及那些最终导致你就医的诱因。

去了解这些女性一生的内分泌的故事，再次、再三地获取这些知识和治疗方案，也是我作为医生再三追求的。

我调到北京同仁医院工作期间，大约一半的患者都是因为内分泌失调前来就诊，那时候我感觉到这方面的知识不够充分，便抓紧时间补课。除了参加各种讲座、学习班和交流会，王府井书店也是我常常去的地方，那里的妇产科专业书籍非常丰富。我印象最深的是，2013 年，我发现一本协和医院妇科内分泌科主任郁琦老师主编的《妇科内分泌诊治指南解读·病案分析》，这本小册子让我如获珍宝。这本书以详尽的案例、特定的患者个体、非预期表象及应对为特色，非常适合我们这些妇产科医师。

如今，这本小册子已经翻烂了，我也在大量的临床实践中，找到了翔实的原因和答案。

年轻女性的无排卵功血

这一章的案例将以"功能失调性子宫出血"（*功血*）为主。以其为落脚点，一方面由于其表现为多种形式的月经紊乱，前来就诊的患者数量极为庞大；另一方面，功血本身就是女性内分泌失调导致的最常见的诊断结果之一。因而，我们把病理性问题导致功血的情况排除，在"内分泌与功血"范畴内进行探讨。

19 岁的小玉找到我的时候，面色极差，看得出来，她的忧愁和焦虑并非一天两天。

小玉说想看看月经不调。她 14 岁月经初潮，几年来一直不规律，经期延长，这两年月经量明显增多、色黑。小玉的面部及前胸、后背痤疮明显，体毛多，她说，自己在 14 岁到 15 岁一年间，体重就增长了 20 多斤，到目前近 130 斤。

我问小玉，针对月经不规律，你做了哪些生活上、饮食上的调整？做了哪些治疗？

小玉说，开始没有太重视，吃了一段时间的中药，但是没有坚持下去。这次来月经已经 39 天了，还是淋漓不尽，就不知道是继续吃中药，还是应该正式查一下了。这几天在闺蜜的再三劝说下，好不容易鼓起勇气来到医院。

我给小玉开了血常规、激素六项、妇科 B 超、甲状腺功能检查的单子。

经查体，小玉的身体基本指标正常，发育良好，妇科检查显示相应器官皆正常。在 B 超检查中，显示子宫 6.8cm×6.8cm×4.5cm，子宫内膜厚度 2.5cm，右卵巢见 3.8cm×3.3cm 囊肿，在激素检查中，发现雄激素水平过高。血色素略低，甲状腺等其他均正常。

诊断为"青春期无排卵功血"。

我采取了"孕激素撤退性出血"治疗，也可称为"子宫内膜脱落法"治疗。撤退性出血，也就是我们医生常说的"撤血"，这个术语大家有必要认识。它主要是说，用激素类药物治疗一段时间之后停止用药，那么激素水平会下降，就会出现撤退性出血。

给小玉先使用黄体酮与丙酸睾酮，同时要求她测基础体温，确定是否有排卵。

后注射黄体酮与丙酸睾酮，用药后止血，停药一天后，出现撤血。

加服止血药后，血量减少，10 天干净。

再给予醋酸甲羟孕酮 12 天，并叮嘱小玉，下次月经后进行盆腔 B 超检查，要继续测量基础体温。

随后我对小玉进行了电话随诊。小玉停药后第三天撤血，经量多，9 天干净。基础体温单相型，B 超检查子宫 5.5cm×4.8cm×4cm，子宫内膜 0.8cm。

电话里，我叮嘱小玉，继续服用醋酸甲羟孕酮 12 天，每月月经后第 15 天开始服用，并需要一直测量基础体温。

经过前前后后一年的治疗，小玉的基础体温终于成了双相型。

当我们再次见面时，小玉的状态已经是焕然一新，她说，自己的月经正常了，身体似乎慢慢发生着变化，觉得自己更漂亮了。

我说，你可以停药一段时间了，还是要持续观察。另外，你现在的状态好极了。

知识加油站

什么是单相型和双相型基础体温？

◎单相型基础体温：指的是整个基础体温处在一个比较单一的状态，没有排卵之后明显上升的情况，这种单相型的基础体温，多见于无排卵的功能失调性子宫出血的患者或者是有孕激素缺乏的患者中。这一原理，也被用到通过测基础体温来监测排卵中，很多女性都有使用。

◎双相型基础体温：女性的基础体温随着月经周期是有波动的，通常在卵泡期体温较低，到了排卵日为最低，排卵之后会上升 0.3—0.6℃。这种基础体温的变化，称为"双相型基础体温"。

我把小玉的情况稍稍展开，和大家一起分析她的诊断机制和治疗方法。

小玉正处于青春期，19 岁，无性生活史，初潮起月经不规律已经有五年。小玉的基础体温呈单相型，孕酮值低，说明无排卵。这种情况符合我们在上述"一生内分泌的故事"中提到的，很多青春期女性需 5—7 年建立规律的周期性排卵后，月经才逐渐正常。

小玉的宫腔 B 超显示内膜增厚，尚不能完全排除子宫内膜病变的可能性。经过孕激素撤血治疗后复查，盆腔和子宫内膜厚度达到正常范围，所以基本排除了内膜病变。如果子宫内膜有器质性病变，单纯的孕激素撤血治疗往往无效，阴道出血会持续存在。

采取的子宫内膜脱落法治疗，是因为虽然小玉就诊前已经持续阴道出血一个多月，但是她的血色素值尚可，未出现严重贫血，符合这种疗法中的生命体征稳定的患者。因出血时间较长，采取注射黄体酮；同时减少出血量，注射丙酸睾酮。

在小玉治疗一个周期后，子宫内膜厚度逐渐恢复正常，卵巢囊肿也随之消失。证实了小玉的右卵巢囊肿，只是生理性的卵巢囊肿。就像在本书第二章中说的，"大多数的卵巢囊肿会自行消失"。

整体方案下来，小玉的治疗效果非常明显，进一步证实了"功血"的诊断。

从小玉的案例可以看到，整个诊断过程是长期的，是需要持续跟踪的，是需要医生和病人的长期配合、相互信任的。

一年的时间，不长也不短。对于医生来说，我们标准的流程再加上各自的方法来记录和提醒自己，哪些患者到了哪个阶段，该进行随诊了，该进行叮嘱了，该进行下一阶段了。对于患者来说，这一年里，坚持治疗下去往往并不容易。尤其是女孩子们面临着各种各样的问题，导致了生活上、情绪上、身体上各方面的不稳定，再加上有时觉得"算了，也不是什么大病"这样的观念影响，一旦停下来，治疗效果会大打折扣，甚至功亏一篑。

小玉是个听话的孩子，我们每次约定的随诊情况，她都如实告知。

这让我深感欣慰。

放置节育器，把血止住

由于功血患者的情况不同，比如，年龄阶段不同、是否有生育要求、是否属于急性期、是否有其他基础疾病，所选取治疗的方法有很大差异。

七年前，我在基层做两癌筛查的时候，遇到一个患有矮小症的女青年。一般来说，矮小症成人身高的标准是男性小于 1.60米，女性小于 1.50 米。22 岁的女青年小春只有 1.1 米，但是体重已经超过 55kg，属于肥胖体型。

小春面色蜡黄，提到自己已经半年出血不断，吃了很多止血的中药和西药，也时常输液治疗，均不见效果，最近更是头晕得厉害。小春难过地说，最近身体差到连撞墙都没力气了。

我当时在乡里临时工作，但乡卫生院条件不足，为小春做了简单的检查，她的子宫及附件正常，但已处于重度贫血。让学生带她连夜赶到了旗医院，为小春迅速止血是第一要务。经过输血、补血和止血，并进行了雌激素肌肉注射，第二天阴道出血量明显减少。

在进一步进行了盆腔 B 超等检查后，诊断为无排卵型功血，失血性贫血。小春还年轻，我为她安排了人工周期治疗方案，先补充雌激素，后补充孕激素，并持续观察。

在小春第一次用药后的第 23 天，我在北京接到了电话，小春和家人说，实在止不住血，太难受了，大家商量着，想做手术切除子宫。

我非常着急，当时就买了夜间的火车票，再转乘汽车到了小春住院的地方。

看了近期小春的详细指标，我跟她的家人说，小春还没结婚、没生育，先不做切除子宫的打算，我现在就请假在这里待上一段，再让我治治吧。

小春的爸爸妈妈坐在我面前，我把方案详细地解说了一遍：在静脉麻醉下进行宫腔镜检查，进行诊刮，放置左炔诺孕酮宫内缓释系统，以达到抑制子宫内膜，并达到 5—7 年内月经量减少或闭经的目的。同时，我把各种治疗措施及其利弊都和他们交代清楚，尤其说明，采取这种方案，不仅是为了能保住子宫，并且考虑到你们家住得偏远，附近也没有很好的诊疗条件，我争取能一次达到治疗的目的。

小春的爸爸妈妈听明白后，着急地说，同意，同意，就这么办，就这么办。可怜天下父母心，他们恨不得立刻、马上、现在就进行手术。

手术当天，小春进入手术室，麻醉后扩张宫颈，宫腔深度 7cm，宫内未见占位性病变。诊刮后，放置左炔诺孕酮宫内缓释系统（宫内节育器）。

术后第三天，小春的阴道出血停止了。当时也就出院了。

后来的病理结果显示，宫腔内诊刮物符合经期宫内膜，部分腺体呈增生性改变。

关于左炔诺孕酮宫内缓释系统，我在第一章便有所讲述。它的适应症为月经过多或无排卵型功能性子宫出血，以及短期内无生育要求的女性。如果患者想要结婚生子，可以随时就医取掉。

在那两年后，在北京，小春找我来了。她的个子还是小小的，但不再那么胖了，身上也散发着健康的女性气质。

小春说，阿姨，我结婚了。你看，我还能生孩子么？

我找了张纸，一边叨叨，一边一项一项写给她：

"首先，取环。"

"然后，做周期性治疗。"

"并且，监测体温，不能间断。"

"过一段时间，看基础体温是双相型的话，大概率是有排卵。"

"要是监测不到，就马上去当地的医院生殖中心。"

"要是去了生殖中心，他们会指导你哪些项目的检查、如何妊娠……"

……

小春拿着这张密密麻麻的纸，高高兴兴地离开了。

我想她一定会拥有自己的孩子。

切勿过度诊刮

小同则是一名 35 岁的功血患者。因为她与我一样，遭遇过一次重大车祸，我到现在记忆颇深。

小同至今未生育。她在 20 多岁的时候，因为经期剧烈运动，导致月经量陡然增多，经期延长一个月，经过黄体酮治疗后有所好转。可能是由于年轻，忽视了长期治疗，半年后又开始月经不规律，并反复发作、反复用药，再自行中止，再行反复。

直到 5 年前，小同经历了一次车祸，造成了严重的外伤。由于身体的基础情况不佳，再加上伤情和精神上的折磨与恢复期的漫长，小同进入了更坏的循环：月经量增多，伴有大量血块，因为血量过大，便进行刮宫止血。子宫内容物送病理：子宫内膜增生。而后，黄体酮治疗一个月后停药，此后，反反复复因为月经量过多，进行刮宫止血。间断用黄体酮、中药进行止血治疗。2 年前曾用孕激素治疗 2 周。一年前又持续流血 75 天，又行刮宫术，病理回复：子宫内膜囊腺性增生，建议手术治疗。

在我面前的小同，已经做了九次刮宫。

小同的表情看上去痛苦到了极点：虽然我不想再这么遭罪了，但是无论如何我不能接受切掉子宫啊，我想要孩子，我想要美好的家庭。

看着可怜的小同，仿佛我的腰、胯、髋也隐隐作痛。那是我遭遇车祸的过去，暂且不表。

小同的身体检查还算不错，体重略胖，血压正常。

妇科检查，外阴、阴道、宫颈、子宫及附件均正常。

辅助检查，血红蛋白正常，B 超显示子宫 7cm×6.8cm×4.4cm，内膜厚 0.5cm，双侧卵巢未见异常。

病理显示，子宫内膜轻度不典型增生。

诊断：功能失调性子宫出血。

我给小同开出治疗方案的同时，跟她互换了联系方式。我说，过一段，我找你好好聊聊。

先期，我给小同采用甲羟孕酮治疗，3个月后诊刮病理，少许子宫内膜组织、腺体萎缩，减少了增殖期改变。间质水肿，细胞重度异型增生，符合激素药物治疗后的改变。

3个月后，口服醋酸甲羟孕酮2周。

再3个月后，口服羟孕酮2周。

患者定期撤血。

这个周期结束后，小同的月经恢复了正常。怕她再自行停药，怕她再过度诊刮，我约了小同，聊了很长时间。

我说，这么多年，你受了不少罪，但作为医生，也作为长辈，我必须要告诉你，你要为自己目前的状况负有一半的责任。你在长达十多年的病程中，没有遵医嘱，没有进行规范的内分泌治疗，间断使用黄体酮和中药治疗，不能解决长期以来的月经问题，并且这样的反反复复也导致了子宫内膜的器质性病变。

小同眼睛里闪着泪花。但是我知道，此时的小同，身体情况已经好转了很多，她能够承受。我继续说她：在这其中，我不知道你究竟出于自身"快刀斩乱麻"的目的，还是采纳了不当的建议，你反复进行诊刮，你知道九次诊刮意味着什么吗？如果你在第一次诊刮后，就能采取月经后半周期定期补充孕激素，完全可以达到控制月经周期的目的！你这还是子宫内膜不典型增生，还好没有出现大规模感染，还好没有造成更大的损伤，你知道你距离永久不孕不育，就差薄薄的那么几个毫米吗！

我说得自己也激动起来了，浑身寒毛直竖，仿佛在跟自己怄气一般。

小同带着千叮咛万嘱咐，也留下了一万句保证，回到了她自己的生活中，现在很健康，很快乐。

小玉、小春、小同三人所处的女性内分泌阶段不同，诊断和治疗方案也有所不同。相同的是，内分泌系统的正常运转，是在为我们女性全生命周期的健康保驾护航。不要等到出现了功血等症状，再去问内分泌失调的问题，去问功血会不会自愈的问题。了解健康知识，及时就诊，这才是我所期望的。

这一章"我们一生的内分泌故事"中，有涉及更年期（**围绝经期**）的情况，但是在案例中没有描述。

我将在下一章徐徐展开。

不要问内分泌的警钟为谁而鸣，它为你也为我敲响。

八、

更年期是岁月长河捎来的礼物

更年期来了是什么感觉？

坚持锻炼能改变更年期症状吗？

我是不是提早进入更年期了？

进化，让我们有了比一般哺乳动物更长的寿命。

医学、科技、社会的进步，让我们有了比过去的我们更长的生命。

生命的长度延长了，而绝经过渡期、绝经后期并没有相应地变得更晚来临。女性在卵巢衰退乃至失去生育能力后，还有着漫长的路要走：不是一年两年，而是十年、二十年、三十年、四十年乃至更久。

是的，与生殖渐行无关的女性生命岁月，这本来就是人类女性的自然设定，现代医学只是在这个基础上延长我们的时间，优化我们的生命质量。

这一章，我们从绝经过渡期（也叫围绝经期、更年期）展开。

认识更年期

事实上，早在 1994 年，因为更年期的定义比较含糊，WHO（世界卫生组织）曾提出废除"更年期"这一术语，推荐采用"围绝经期"一词。围绝经期是指从卵巢功能开始衰退直至绝经后一年内的时期。但因本章单独将"早更"这个概念拿出，所以以更为通俗化的"更年期"来代指这一时期。更，变更，年，年代，更年期便是女性从育龄期到老年期的这个过渡阶段。

更年期是女性绕不开的一项生理过程，只是有隐有现。从婴幼儿时期发育成长到青春期的 14 年左右，随着身体成长和合成代谢，内分泌功能逐渐健全，从而获得性生活与生育能力，生命进入旺盛的 30 年左右的成年期。随着年龄增加，机体逐渐衰老，内分泌机能尤其是性腺机能进入衰退，更年期来临，并产生许多更年期综合症状。

这些综合征，在中医称之为"绝经前后诸证"。传世巨著《黄帝内经》中有曰："女子七岁，肾气盛，齿更发长；二七而天癸至，任脉通，太冲脉盛，月事以时下，故有子；三七肾气平均，故真牙生而长极；四七筋骨坚，发长极，身体盛壮；五七阳明脉衰，面始焦，发始堕；六七三阳脉衰于上，面皆焦，发始白；七七任脉虚，太冲脉衰少，天癸竭，地道不通，故形坏而无子也。"

在中华传统医学里面，"肾气""天癸"是论述人体生殖生长发育至衰老的精辟概念。"七七任脉虚"，则是女子到了四十九岁，任脉虚萎，太冲脉气血衰弱，性激素水平降低，月经断绝，形体衰老而不能生育。此阶段本是女性正常的生理衰退变化，但由于体质因素，肾虚天癸竭的过程加剧，或工作和生活的不同境遇以及来自外界的种种环境刺激等影响，同时导致心脾功能的失常、气血不和而产生诸多不适症状。属于"百合病""脏躁"等范畴。

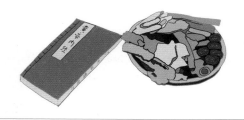

中华传统医学中对更年期皆有描述

现代医学研究则发现，女性全身有 400 多种雌激素受体，这些受体分布在几乎女性全身所有的组织和器官，接受雌激素的控制和支配。如果把女性比作花朵，那么雌激素就好比雨露，是花朵绽放的必要条件。一旦体内分泌的雌激素减少，就会引发器官和组织的退行性变化，女性原本稳定的生理代谢马上就会发生紊乱，出现一系列的症状。

其中，最为典型的症状是月经周期不规律、阵发性潮热、潮红。并且，可伴发一系列症候群，多见自主神经系统功能紊乱，伴有神经心理症状。

你会兴奋。这时的兴奋表现，不是正向的，反而是表现为情绪烦躁、易激动、失眠、头痛、注意力不集中、多言多语、大声哭闹等神经质样症状。

你会抑郁。表现为烦躁、焦虑、内心不安，甚至惊慌恐惧、记忆力减退、缺乏自信、行动迟缓，严重者对外界冷淡，头部紧箍感。

你会感觉莫名其妙的不对劲。常见的有走路漂浮、登高眩晕、皮肤瘙痒及蚁走感，咽喉部异物梗阻。

你会有泌尿生殖道症状。如膀胱及尿道黏膜、外阴及阴道的萎缩，外阴部的皮肤逐渐变薄，皮下脂肪减少，子宫脱垂及阴道壁膨出。

也许，你也会伴随假性心绞痛、心血管等疾病的发生。此期间女性的骨质吸收速度大于骨质生成，促使骨质丢失而骨质疏松，常诉腰背、四肢疼痛，甚至出现驼背，严重者可致骨折。

因为面对处于特殊时期的、特殊阶段的、特殊症状的

"你"，我们在接诊的时候，则需要对患者的理解，并对患者进行大量的知识普及。

面对园园这个患者的时候，我就经历了一个典型的"就诊 − 困惑 − 不信任 − 信任 − 健康生活"这一过程。

来月经治疗的目的并不是来月经

园园 47 岁，来找到我的时候，绝经一年半了。平日爱出汗，尤其在夜间会有大汗淋漓，一个月内潮热发生 8—10 次，睡眠差，易激动，变得忧虑、委屈、惊惧、孤僻，并反复心悸，曾严重到在 2 个月内 3 次夜间呼叫救护车急诊。检查了几次，均未发现心脏方面的异常，经心科医生提醒，前来妇科门诊。

园园的身体基础条件还不错，体检均无异常。盆腔 B 超显示，子宫 4.8cm×4.5cm×3.3cm，内膜厚 0.2cm，双侧卵巢未见异常。乳腺超声也未见异常。

根据园园描述的症状和初步判断，进行相应辅助检查，确诊更年期综合征。

辅助检查主要是激素六项检查，了解女性的内分泌情况，根据她的雌激素水平和促性腺激素水平，判断是否到了更年期。还包括血常规、凝血等检查，了解肝肾功能，了解心脏的问题，以及是否出现贫血和凝血的变化。其他还包括心电图检查、骨密度监测、乳腺检查等，了解是否有骨质疏松的表现，排除器质性病变。

园园说，想按照来月经治疗。我说，好的。遂为其规划了雌激素加孕激素周期序贯治疗，简称"雌孕激素序贯疗法"，就是模拟正常月经周期中雌激素和孕激素的变化规律，人为地补充雌、孕激素，形成人工月经周期的治疗措施。

这时候，园园发出了"终极三问"：

"你为什么诊断我是更年期综合征？"

"为什么我要求怎么治疗，你就同意怎么治疗？"

"那这个病究竟是你给我治疗，还是我自己治疗？"

在问到第三问的时候，园园已经有些激动了，好像已经沉浸在她自己的世界里。

当天，园园已经是最后一位患者了，我就放下心来，给她倒了杯水，并一直端着。过了一会儿，她稍稍平静下来，才接过水，一饮而尽。

我说，园园，你要求来月经治疗，这也是我为你开出的第一张处方。

你的停经、盗汗、潮热、情绪变化这些状况，加上泌尿生殖道的一些检查结果，可以给我一些初步的诊断。

而这些实验室检查结果，显示你的内分泌测定也就是性激素测定，雌二醇水平降低，卵巢储备功能下降，但是还未衰竭，意味着你在更年期的早期，而非不可逆的绝经后期。

你要知道，因为更年期症状多种多样，有些是典型症状，有些是不典型症状，比如和器质性疾病相关的症状，像你的心悸。这种情况下，我的诊断和治疗要点，是排除器质性病变。当鉴别诊断困难时，可以进行试验性的治疗。

你绝经时间只有一年多，也比较年轻，还有着美好生活的需求和愿望，我为你选择的有规律撤血的方案，同时也是一种周期序贯方案，这个方案可以避免用药初期的异常出血。

一方面，园园你的身体机能告诉我，你还可以通过调理和治疗获得月经。

另一方面，我欣然接受你的要求，这对你的心理和你的生理都是一种支持。

最后，如果你不放松、不信任，就不愿长期配合治疗。平心而论，换做谁，也是一样的。我不想给你制造两难的情况，让你感觉治了这个，但是损失那个，你会不开心。强扭的瓜不甜，疾病治疗的依从性决定治疗效果。

知识加油站

什么是依从性?

"依从性"是指患者在接受医嘱之后，严格按照医嘱来进行治疗的程度。患者依从性差的原因主要包括以下几个方面：

◎一是医嘱所给出的预防或者治疗方式比较复杂，难以实现。

◎二是医嘱中开具的药物使用方法比较困难，或者药物本身令患者服用起来有很大障碍。

◎三是由于患者自身的原因，例如生活习惯、生活作息的原因导致难以做到完全按照医嘱来执行。

◎四是主观上的原因。例如对医生或者医院不信任，患者本身有一些对疾病治疗的消极心理，还有部分患者的自制能力比较差，在执行一些需要自我控制调节的医嘱时，依从性就比较差。

我是个不善言谈的人，平日的交流，基本上限于最为朴素的认识和专业知识的沟通。跟园园一口气说了这么多，我反而觉得非常轻松，并且觉得表达欲这个东西，真的非常奇特，当输出通道打开，反而觉得还能够再多说一些，还能够说得再充分一些。

并且，我也是从更年期走过来的女性，过去的一些身心的坎儿，依然历历在目。现在回望的时候，觉得自己非常幸运：我自己是医生，就能够时常跳出自己的症状，从另一个客观视角剖析一下自己；我当时投入到大规模的癌症手术和两癌筛查中，转移了精力和注意力，让自己不再过度关注、过度放大自身的情绪；我的家人，我的丈夫和子女对我的理解和包容，让我在每个即将掉落的瞬间，感受到了背后有所支撑的温暖。

我把这些感触，也通通告诉了园园。在人生的这一站，换轨道了，但车还是那台车，人还是那个人，无论在这一站停留多久，都必须再行出发。必须整理整理，好好往前走，去迎接生命新的邀请函。

我再给园园倒水的时候，她抓住我的手：我的心好像已经被治愈了。

园园走后，我感觉我也被治愈了。虽然不知道我的病在哪里。

人心对人心，便无处见薄凉。

园园的方案中实行的"雌孕激素序贯疗法"，就是更年期综合征最常见的治疗方案之一，属于激素替代疗法（HRT）的一种。

我的学生曾神秘兮兮地问过我：段老师，这个"HRT"，就是那个"HRT"吗？作为跨性别人士激素补充的那个"HRT"？

我说，就是那个"HRT"。

知识小贴士

什么是激素替代疗法（HRT）

激素替代疗法（HRT），即通过补充激素治疗疾病、缓解症状，多用于补充雌激素或孕激素治疗绝经后妇女的更年期症状，也用于切除卵巢后或跨性别人士的激素补充。

HRT 方案

◎适合有更年期症状的女性，适用于绝经后体内因缺乏激素导致出现心悸、潮热、失眠、盗汗等更年期综合征症状的或切除卵巢后的女性；

◎也适用于泌尿生殖道萎缩的患者以及低骨量和绝经后骨质疏松者等。

为了提高女性的健康水平和生活质量，HRT 已越来越成为不可缺少的保健和治疗手段。有报道，50％以上绝经后妇女有潮热、盗汗及失眠等症状，用药 8 周的有效率为 90％—95％。

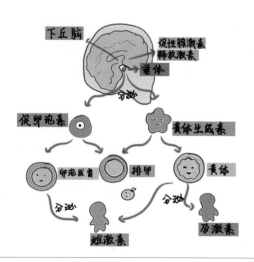

雌激素和孕激素的产生机理

简单来说，HRT 基本由两种药组成：雌激素类和孕激素类。雌激素负责治疗症状，孕激素负责保护子宫。

在使用上，有的单独使用孕激素，有的单纯使用雌激素，有的雌孕激素序贯或联合，有的进行选择性雌激素调节剂的应用，医生会根据每个女性的具体情况制定相应的方案，并通常分为"来月经方案"和"不来月经方案"。

来月经方案

分雌孕激素周期序贯（即是我和园园商定的治疗方案）和雌孕激素连续序贯治疗。雌孕激素周期序贯治疗：使用雌激素21—28 天，后 12 天或者 14 天同时加用孕激素。雌孕激素连续序贯治疗：雌激素一直用，不停药，每个月后 12—14 天同时加用孕激素。

不来月经方案

就是雌孕激素连续联合方案，每天都使用雌孕激素不停止。平素的月经为孕激素撤退性出血，即当使用了雌激素，再使用孕激素后，停了孕激素才会月经来潮。如果每天都使用雌激素、孕激素，就不会来月经。

HRT 疗法是灵活的。这里可以借鉴一个简单粗暴的观点，"缺什么，补什么"。

就在写作这篇文章的时候，我刚刚帮一位年轻朋友看了她的激素六项指标。她的指标中，只有 FSH（促卵泡成熟激素）值略低，身体基础条件较好，如果想做一些更年期综合征的预防，适当补充一些孕激素就可以了。

这里又涉及我们医生所采用的"个体化原则"——根据每个人的具体情况，选择个体化的用药方案：

在更年期早期，经量尚好、周期相对稳定，症状不明显的时候，可以只使用孕激素（每个月10—14天），不用雌激素。

50岁以下，或者50岁以上刚绝经时，还想有月经的，选择雌激素加后半周期孕激素的序贯方案。

绝经几年后，不想有月经，就用全周期雌激素加孕激素的连续联合方案。

肝胆有问题的、血栓风险较大的（如高血脂等），选择经皮吸收的雌激素。

年纪大，有阴道干涩、尿路刺激、反复阴道炎等泌尿生殖道症状的，给予会阴或阴道局部涂抹雌激素软膏就可以了。

结合上述我与园园的沟通过程，相信你对"个体化原则"和"依从性"能有更深的理解和体会。

对了，有一件事情我有些后知后觉，也是由于我作为医生的本位观点导致：对很大一部分人来说，"激素"这两个字，实际上是让人"谈之色变"的。

不要担心，并请千万千万要分清：有种激素在长期大剂量使用时，确实会产生脸变圆变肿、腹部肥胖、股骨头坏死、感染等副作用，它叫作"糖皮质激素"。

而HRT采用的是雌孕激素，不但不会引起肥胖，反而能帮助女性维持绝经前的身材，抑制激素下降导致的腰粗体型。

不要混为一谈，自己把自己吓到。

要积极面对更年期，"该出手时就出手"——因为它是有"窗口期"的。

是的，在使用 HRT 治疗时，我们有个"窗口期"的概念：在月经刚出现紊乱，伴有潮热盗汗等症状的时候，就可以开始用激素了，可以让机体一直处于有雌激素保护的状态中。这段性价比最高的"窗口期"，要在年龄 60 岁之前，或者绝经 10 年之内。在这期间及时补充激素，既能对抗体内激素下降带来的骨质疏松、心血管病和神经危害，更重要的是治疗本身的风险也较小。一旦错过，激素下降对身体的伤害已经造成，且不可挽回。

那么，激素补充治疗最长可以用多久？目前对这个没有限定。也就是说，只要每年评估没有出现新的禁忌症，就可以一直采用 HRT。

另外，雌孕激素既然这么好，那么是不是多喝豆浆、吃豆制品就能补充雌激素？

回答是：豆制品并不能代替激素治疗。

如果能通过天然食品解决问题，自然是好的，但遗憾的是，其真实效果微乎其微。大豆制品确实有类雌激素作用，因为其中的"大豆异黄酮"可以和人体内的雌激素受体结合。然而，它表现出的活性仅相当于雌激素的 1/1000—1/100，每天一两杯豆浆，很难有效果。

听我的，把豆制品当健康食品就行啦。

看过了园园的案例，也许你会问，难道治疗更年期综合征，就是为了来月经吗？

不是的。

我们医生会针对更年期综合征的情况，分为"近期表现"和"远期表现"进行诊疗和预防。针对月经紊乱、血管收缩功能不稳定以及精神神经症状的近期表现，能够有效缓解；而针对骨质疏松及心血管系统疾病的远期表现，能够早期发现和早期预防。

说 HRT 对"远期表现"的治疗是有效的，本质上还是在说激素的重要性。

比如，50 岁以上的女性半数以上会发生绝经后骨质疏松，主要原因是雌激素缺乏使骨质吸收增加，导致骨量快速丢失。一般发生在绝经后 5—10 年内，最常发生在椎体。

比如，绝经后女性糖代谢、脂代谢异常增加，动脉硬化、冠心病的发病风险显著增加。

了解 HRT 的好处，但是不要扩大范围：HRT 并不能作为骨质疏松与心血管疾病的预防，而是在更年期综合征的确诊治疗中，起到因为激素获得平衡，进而促进身体健康的作用。

去年，一位 64 岁的女性趁着两癌筛查的机会找到我，说身体很多地方不舒服。这几年患有阴道炎，反复发作，去年又骨折了一次，最近才刚刚能走动，但还是经常全身疼痛。

经检查，确诊老年萎缩性阴道炎及骨质疏松症。

她说，听说用一种性激素治疗可以变年轻，那可不可以试一下，我也不想变得多年轻，就是别再这么难受了。

我解释说，你说的就是 HRT 吧，的确，它对更年期女性是起作用的，但是你已经过了"窗口期"，不主张为了治疗骨质疏松而在此时开展 HRT。我给你开一套适合你的方案吧！

为患者给予阴道局部雌激素治疗，并针对骨质疏松症开了钙剂、维生素 D、抑制破骨细胞等药物，她听明白了，也放心极了。

更年期也会发生无排卵功血

有一部分刚刚处于更年期的患者，并不一定表现为月经的推迟或者暂时停止，有很多时候表现为月经量和月经周期的异常。小裴就是一个在更年期经常表现为月经过量、时间延长的患者。

46 岁的小裴当时非常纳闷也非常郁闷：我这个年纪，月经少或者月经不来，我是能接受的。但是我怎么最近经量这么大，而且血忽淋拉的？

我说，你这个"血忽淋拉"，是血块太多，这种情况并不少见，咱们查查就好了。

经过查体、妇科检查和辅助检查，诊断为"围绝经期功血"，以及中度贫血。

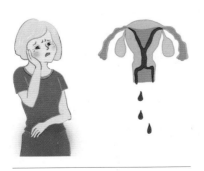

更年期功血和正常来月经有所不同

"功血"，就是上一章所着重讲述的问题，在这里，更年期功血、或者说围绝经期功血，就可以与上一章对应。

更年期功血大多数是无排卵型的功血。无排卵型的功血主要是由于单一的雌激素作用于子宫内膜，而没有孕激素去拮抗它，从而引起子宫的修复和脱落不够协调，导致子宫断断续续的出血。

这个时候，进行诊刮是个比较好的方案。诊刮主要有两个目的，一个是通过诊刮获取子宫内膜标本，送病理检查，明确是否存在子宫内膜的病变甚至癌变；还有一个就是止血，功血的表现往往就是出血量较多，出血时间比较长，这就容易导致贫血与感染。

为小裴进行诊刮后，送病理检查，结果为子宫内膜单纯增生。

后面的治疗相对简单，定期孕激素撤退，1个月、3个月后均提醒小裴及时复查。

后来又见到小裴，她说，终于不再"血忽淋拉"了，感觉有力气来对付更年期啦！

我说，看你的状态，你和你的身体已经握手言和啦！

针对早更，给自己开一张心理药方

以上的案例，主要都是45岁以上的女性。然而，大量研究表明，女性的更年期正在提前到来。

针对年轻人、尤其是都市里的年轻人，我有话要说。

泰戈尔在《飞鸟集》里说，世界上最遥远的距离，不是生与死的距离。那么，这个距离是什么呢，是工作、是家庭、是孩子、是教育、是绩效、是泡面快餐、是对话框显示"正在输入"却不知道写点什么的你，是你想跨越的生活中难熬

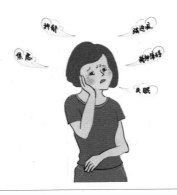

拿什么拯救你，蜂拥而至的焦虑

的每一步。

这两年经常会刷抖音，有些文化叫"丧文化"，有些青年叫"佛系"，有些态度叫"摆烂"，有些年轻人自嘲地说，"80后看过来，我们90后已经成功谢顶"。这是一个全社会乃至全球性的现象，并不是危言耸听。

在40岁之前，女性产生的一系列类似更年期症状，我们称之为"早更"。女性经历身体内外环境的变化，在内如卵巢功能下降、激素分泌水平降低或消失，而在外则涉及情感、工作、学习、家庭一系列生活问题，会产生诸如身心疲惫、体重攀升、烦躁失眠、皮肤干燥、月经紊乱等症状。有报道说，在30—40岁的都市白领中，有近三成存在着不同程度的早更症状。

也许，年轻女孩们会拿"早更"来作为种种压力下的自嘲，但是要知道，真要过了40岁，就不是"早更"，而是"真更"了。

对于年轻的更年期综合征病人，或者说"早更"患者，我们往往会选择加大用药剂量。

小于 40 岁绝经，我们称为卵巢早衰，小于 45 岁绝经，我们称为早绝经。这两种情况对女性的健康损害更大，必须补充雌激素，且剂量要比常规药量更大，至少要用到平均绝经年龄，即 50 岁左右，之后按照常规进行评估，再决定是不是继续使用。

除了用药剂量上的不同，在这里，我必须多开一张药方：

你还年轻，你可能还存在"压力 - 动力"转换的动能，你可能还愿意大规模读一些心理学著作、一些美妙的小说、一些神奇的科幻，从中学会心理调节、学会减压、自我放松，尝试在美好的年代自我创造良好的情绪。

你还年轻，虽然你尝过生活的苦闷和人情的冷暖，这时候你会发现身边人的缺点、并导致隔阂的加深。请相信人与人之间毕竟有所共鸣，用你还未遗失的浪漫和激情，来响应厌倦和排斥，努力使自己"恢复"不久前的过去。

你还年轻，你有着良好的心肺功能，抓紧寻找美好的生活方式，尽量保持起居、睡眠、饮食的规律，拓展自己的兴趣爱好，用你的好奇、用你的热血、用你的健康来抵抗看不见的重压，来迎接生活的暴击。

你那么年轻。

柏拉图在《会饮篇》里有一则奇妙的寓言：很久以前，我们都是"双体人"，有两个脑袋、四条胳膊、四条腿，由于人类的傲慢自大，众神之王宙斯把人劈成两半，于是人类不得不终其一生苦苦寻找另一半，但是被劈开的人太多了，找到"另一半"成了最难的事情之一，但是孤独的"半人"仍然苦苦寻找着。

人处于更年期的精神感受，就像是失去了自身的那一半。

但我们不能停止寻找。

就像席慕蓉一首诗里说的，"无论是怎样的诱饵，怎样的幻象，因你而生的一切苦果，我都要亲尝。"

就像，我们已经亲自年轻过一次了。

振作一下，我们总得正儿八经地、亲自年老一次。

九、

生理还是病理：那些恼人的炎症们

妇科炎症可以自愈吗？

没有性生活为什么会得妇科炎症？

盆腔炎是怎么引起的？

有哪些病症会让人在生活中难以启齿？

在五花八门的回答里，肠易激综合征、痔疮、男性 ED、女性炎症都十分常见。

在 20 世纪 90 年代，街头的电线杆上会贴满了大大小小的广告，"性病梅毒淋病尖锐湿疣一针灵""老军医治疗疮"等等不绝于眼，那是针对许多羞于去大医院就医的情况，被一些游医们发现的巨大"商机"。我曾接诊患有妇科炎症的年轻患者，问小姑娘怎么这么严重了才来，说是去了某某小诊所，涂了不少药，结果反复发作更严重了。

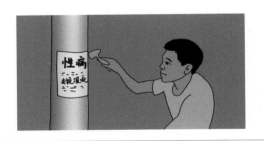

特定年代的电线杆广告

妇科炎症被诸多年轻人所"讳疾忌医"，是我那时候就知道的。我平时便做了一些知识普及，但仅限于我在真实生活中接触的患者、友人和她们的亲朋。在这本书里，我尽量说得详细一些，和大家一起坦然面对。

妇科炎症的确是恼人。恼人来自于那些观念：

"明明没有性生活，为什么会这么不舒服，这可太丢人了。"

"与对象都非常注意自身清洁，怎么得炎症，对方会不会认为我私下里做什么了？"

"看电视和网络广告上说那些洗液比较好，怎么用了还是反反复复，难道有什么大病？"

"这个到底是不是炎症啊，还是哪里真是病了，我还这么年轻，怎么办？"

……

认识妇科炎症，归归类

大部分的妇科炎症，像临床上比较常见的细菌性阴道炎、霉菌性阴道炎等，诱发炎症的病原体是阴道内本身存在的。只有少部分的滴虫性阴道炎、衣原体感染等情况才属于性传播性阴道炎症，但是滴虫、衣原体等也有少部分是因为衣物、浴盆等物质间接接触感染的。所以，不能认为患有阴道炎，就是性生活混乱。并且，因为阴道与外界是相通的，没有性生活的女性，也可能会患有妇科炎症。

并且，临床上见到的很多炎症，并不是因为不爱干净，反而是因为太爱干净了，经常冲洗阴道内部所引起的。我们的阴道本身就是一个菌群，如果频繁使用洗液，易导致阴道菌群失调，破坏阴道弱酸性环境，反而会加重阴道炎。所以每天正常用清水清洗外阴就可以。

平日里，正常的阴道生态系统被破坏了，就可能会诱发阴道炎。

在抵抗力下降的时候，正如同感冒一样，当"病毒"正好来袭，你又正好抵抗力差了，就感冒了。同样，这时候很容易诱发妇科炎症，且病情不易好转。

在头疼发热的时候，你会服用抗生素治疗。假如过量、不当服用抗生素，会在消灭上呼吸道致病菌的同时，也抑制阴道内的乳酸杆菌活性。女性阴道内部同时寄存着多种菌群，如乳酸杆菌、念珠菌等。在正常情况下，乳酸杆菌与念珠菌相互抑制，从而能维持阴道内部环境酸碱度平衡，而一旦体内摄入过量抗生素，就会破坏阴道的微生态环境，打破其自我调节平衡，使得此消彼长，念珠菌大肆压过乳酸杆菌繁殖，导致炎症产生。

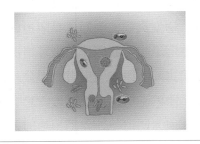

女性阴道中含有多种细菌，构成微生态

饮食结构和生活作息也会影响阴道的生态平衡。平日不注意自己的饮食结构，经常暴饮暴食，体重在短时间内快速地增加，尤其血糖增高的情况，容易诱发细菌生长，进而导致妇科炎症。熬夜也是很多人并不关注的问题，特别是女性经常熬夜会让身体免疫力下降，也容易让内分泌跟着发生问题，而在这些双重影响下，就很容易让细菌进入阴道诱发阴道炎。

可能破坏阴道生态系统的因素还包括性传播疾病、异物、雌激素水平、使用的卫生产品、妊娠及避孕选择等等。

有人说，妇科炎症是女性的"梦魇"，它仿佛任性的孩子，一言不合就发作，发作起来也不分场合、不分时机，也像我们说的"十人九痔"一样，也有一个说法叫"十女九炎"。

实际上对付这个"梦魇"，首先要有所认识，然后要对症，最后关注它，同时又不能"过度"关注。

无论再怎么展开，你，永远是自己的第一道屏障。

妇科炎症的先天防御屏障，由外阴、阴道、子宫颈、子宫内膜、输卵管和生殖道共同构成。

从外阴开始，鳞状上皮的抵御感染能力强，两侧大阴唇自然合拢，遮掩阴道口、尿道口，守护好女性生殖系统的第一道大门，防止外界微生物污染。

我们的阴道平时是闭合的，阴道前后壁紧贴，物理阴道分泌物中的粘蛋白形成屏障，减少外界微生物的侵入。阴道中的"乳酸杆菌"大家时常听说，就是它们能够将丰富的糖原分解成乳酸，从而维持正常阴道的酸性环境，抑制其他病原体生长，让那些喜欢碱性环境的致病菌难以生长繁殖。乳酸杆菌是阴道自净的有生力量。

同样在平日保持紧闭的，还有我们的子宫颈。分泌大量黏液形成胶冻状黏液栓，宫颈管黏膜形成大量皱褶，增加黏膜表面积，抑制细菌侵入子宫内膜。

子宫内膜的周期性脱落，可以消除宫内细菌。同时，子宫内膜分泌液是含有乳铁蛋白和溶菌酶的，没错，生过宝宝的女性朋友大多知道，乳铁蛋白和溶菌酶等免疫物质，也正是母乳中的优质元素，可以保护机体免受有害微生物的感染。在子宫内膜这里，它们可以帮忙清除少量进入宫腔的病原体。

输卵管黏膜上皮细胞的纤毛向宫腔方向摆动以及输卵管的蠕动，有利于阻止病原体的侵入，并清除偶然进入输卵管的病原体。并且，输卵管液也同样含有乳铁蛋白和溶菌酶。

生殖道免疫系统的屏障，主要是在生殖道黏膜上工作的淋巴细胞和淋巴组织，还有巨噬细胞、中性粒细胞和细胞因子，它们同时发挥着屏障功能和免疫调节功能。相对消化道和呼吸道黏膜来说，我们对生殖道黏膜免疫调节的认识尚不够深入，这套小系统复杂且精细，作用不容小觑。

当这些自然屏障遭到破坏，或机体本身免疫功能下降，内源性菌群发生变化或外源性致病菌侵入，都会导致炎症的发生。

对于大多数患者来说，要知道或者掌握全部妇科炎症有些困难，除非是系统地读过一些书籍。但同时，大家又对一些名词和许多症状耳熟能详，它们主要是阴道炎症领域，比如滴虫性阴道炎、霉菌性阴道炎、细菌性阴道炎、幼女性阴道炎、老年性阴道炎等，又以前两者最为多见也最为反复无常。

我曾问过几个看上去非常确认自己患了哪种阴道炎症的患者，你从哪里判断出来的？知识从哪里得来？常见的回答要么是搜索引擎找来的，要么是多注意看了几眼说明书，久病成良医。无论如何，多看、多判断是没错的，多数的阴道炎症自行治疗便可痊愈，但如果反复发作或有其他症状，千万不要讳疾忌医。

后面我会在案例中说到一些检查的过程，大多数并不复杂，但是可以给出相对准确的诊断，以便尽快解决患者们的烦恼。

先给出一个大的划分。总的说来，妇科炎症可以分为外阴及阴道炎症、宫颈炎症和盆腔炎性疾病。这些名词也非常好理解，"顾名思义"：外阴及阴道炎是炎症出现在外阴和阴道，宫颈炎是炎症出现在宫颈，盆腔炎是炎症发生盆腔周围，只是部位不同，可以单独发病，也可以共同发病。这三者中，外阴及阴道炎主要表现为外阴阴道瘙痒、灼痛、刺激；宫颈炎多见于育龄妇女，主要指子宫颈阴道部炎症及子宫颈管黏膜炎症；盆腔炎是指盆腔周围的结缔组织及盆腔腹膜的一种炎症。

在这个大框架下，还有很多细分的炎症类型。没错，就含有大家非常熟悉的那些。接下来我将一边讲述一些治疗的案例，一边细细说明。

外阴炎症多与阴道炎症并发

患者小梦，35 岁，已婚未育。因长时间外阴瘙痒并伴有灼热感，严重影响心情和生活，前来医院就诊。小梦身体不错，平日月经规律，最近体检结果正常，平日爱好运动，比较爱干净。

多数女性朋友可能已经比较了解，常规的检查并不复杂，包括阴道镜检查、白带常规检查、药敏试验这些基础检查。

通过阴道镜检查，可以直观地判断出有无出现白带增多、阴部异味等各种症状，同时还可以观察到阴道和子宫里面的情况；通过白带常规检查，可以检测有无出现白带感染的情况，比如出现白带清洁度增加，或者是出现细菌病毒感染等各种症状；通过对提取分泌物的药敏试验，判断有无出现疾病反应。

检查中发现小梦外阴潮红，分泌物不多，阴道畅，宫颈光滑，子宫体正常大小。分泌物化验结果提示均正常。考虑非特异性外阴炎。

在检查的时候，就发现小梦穿的内裤非常紧，并不是透气型，同时还贴着卫生护垫。

这么爱运动、爱出汗的女孩，又是正值夏季，我半开玩笑地说，你不怕起痱子啊。并为她解释说，你是由于局部潮湿、局部刺激、局部透气性差，导致了炎性反应，你就理解为过敏性反应即可，不需要过度紧张。

给予局部冲洗 0.1% 碘伏液坐浴，每日一次，每次 15—30 分钟，坐浴后涂抗生素软膏，一周后治愈。

非特异性外阴炎是外阴炎症中最为常见的。我们看到的网文、说明书、甚至来自于母亲或者医生的提醒和唠叨，都没错的，引发这种炎症的，正是那些原因：

外阴透气不佳。通常在穿不透气的内裤，使用不透气的卫生巾，又或者长时间穿紧身裤久坐时，外阴透气不佳，易出现非特异性外阴炎。女性朋友，平时尽量不要长时间穿紧身裤，保持外阴的透气、干燥才能避免非特异性外阴炎的发生。对了，再提醒一下，在非经期前后或者其他特殊情况下，尽量不要过多过久使用卫生护垫。

外阴清洁不佳。女性外阴前面是尿道，后面是肛门。在有经血、阴道分泌物，或者尿液、粪便等刺激的情况下，外阴清洁如果不佳，随时有可能发生非特异性外阴炎。尤其是幼女也要小心，比如小便擦不好，也会出现幼女性非特异性外阴炎。

此外，还有糖尿刺激。当下女性糖尿病病人越来越多，本身由于尿糖为阳性，在长期糖尿的刺激下，也容易出现非特异性外阴炎。糖尿病病人要监测、控制好血糖，当然最佳的方案是从健体控糖做起。

还有漏尿、粪瘘，多数发生在女性年纪增大之后。如果漏尿严重，可能会出现非特异性外阴炎。部分女性还有漏尿、粪瘘同时出现的情况，导致外阴长期处于尿液和粪便的刺激下，也有可能会出现非特异性外阴炎。

在外阴炎症分类下，在育龄期女性中，还会常见"前庭大腺炎"——不要被这个名词吓到，它看上去显得"很大""很严重"，但，"前庭大腺"的另外一个名字就是"巴氏腺"，这个名字可能听到的人更多。它位于女性的阴道口，处女膜两侧偏下方，也就是阴道偏肛门的那一侧，左右两边各有一个黄豆粒大的腺体，平时分泌润滑液，在性生活的时候起到润滑阴道的作用。

前庭大腺的腺管开口就一个，很容易被脓性的白带所堵塞。如果腺管堵塞了之后，前庭大腺里面的囊液就排不出来，就像气球一样就鼓起来，叫前庭大腺囊肿。如果囊肿里面有发炎，就叫前庭大腺炎，或者叫前庭大腺脓肿。

在我诊疗的病例中，急性前庭大腺炎的情况较多，多数给予一点点抗生素，不久就痊愈如初。极少数严重的前庭大腺炎患者需要手术引流，不然囊肿会越来越大。

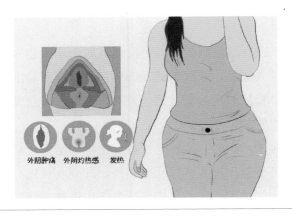

外阴肿痛　外阴灼热感　发热

前庭大腺炎的常见症状

其他外阴炎症多与阴道炎症并发，我继续往下讲。

见到小冯，她给我留下的第一印象就是烦躁。我想，一是身上的症状太影响心情了，二是可能排队等太久了。

小冯 28 岁，已婚未育，平日月经规律、体检正常，2 周前出现阴道分泌物增多，伴随瘙痒、灼热、刺痛，导致坐立不安、情绪极差，中间偶尔自行服药、使用洗液，效果不佳，反复发作。

进行检查，外阴正常、阴道畅，分泌物黏稠，呈乳状，宫颈光滑，子宫体正常。分泌物检测 PH<4.7，可见假丝酵母菌。临床诊断：假丝酵母菌阴道病——就是常说的"霉菌性阴道炎"或者"念珠菌性阴道炎"。

因为小冯是反复发作，"苦之久矣"，考虑广泛使用抗真菌药物会产生耐药性，本次选用了咪唑类药物进行了一周的治疗。复查后症状消失。

知识加油站

什么是咪唑类的抗真菌药物

该药物在临床上很多见。有外用药制剂，也有口服制剂，也有一些针剂。我举例一些大家时常见到的，一看就能对上号了：克霉唑软膏、咪康唑软膏、酮康唑乳膏、氟康唑、伊曲康唑、伏立康唑、扶拉康唑等。

为了便于阅读，也便于跟平日见到的药盒、说明书相对应，这里还是使用"霉菌性阴道炎"这一名称。

这个炎症这么广泛，面对它还是要非常坦然。有不少年轻朋友曾问，霉菌性阴道炎是不是性病？当然不是。它是一种自身传播的疾病而非性传播性疾病。霉菌性阴道炎 80%—90% 的病原体为白假丝酵母菌（即白色念珠菌），它们平时寄居在阴道内，大家相安无事。只有当阴道内的真菌大量繁殖，引起女性白带增多，外阴及阴道内有烧灼感，伴有严重的瘙痒时，才可以称为"霉菌性阴道炎"，或者"霉菌性外阴阴道炎"。

这个炎症太烦人了。它的典型症状是外阴瘙痒，且瘙痒症状时轻时重、时发时止，瘙痒严重时坐卧不宁、寝食难安，炎症较重时还可能出现排尿痛、性交痛等。白带增多是本病的另一主要症状，白带一般很稠，呈豆渣样或乳凝块状。有数据称，约75%的妇女一生中至少患过一次霉菌性阴道炎，还有40%—45%的妇女经历过两次或两次以上的发作。

据说，在网络查询中，人们经常对"霉菌性阴道炎"与"滴虫性阴道炎"进行比较。这是非常好的，有利于一些初期症状的判断，防止乱用药物和不必要的担心。

这两者最大的区别是感染的病原体不同。霉菌感染以后导致霉菌性阴道炎，滴虫感染以后导致滴虫性阴道炎。

霉菌性阴道炎的症状以外阴瘙痒为主，白带增多与呈豆渣样，同时外阴灼痛比较明显，镜下可以发现大量的菌丝。而滴虫性阴道炎的症状会相对轻一些，表现为白带增多、白带呈泡沫样，可以在镜下看到活动滴虫。

如果确诊滴虫性阴道炎，一般使用甲硝唑片口服或者甲硝唑泡腾片阴道上药，通常也是较好治愈的。

那么，滴虫性阴道炎是不是性病呢？不是的。但是，滴虫性阴道炎是会传染的，而且是通过性接触直接传染给对方，也可以通过共用毛巾、浴盆等方式间接感染。所以，与霉菌性阴道炎不同，滴虫性阴道炎需要性生活双方同时治疗。

我继续进行比较。

在名称上，"霉菌性阴道炎"和"细菌性阴道炎"很近似，但是有所区别。

霉菌性阴道炎的致病菌是念珠菌，是一种真菌；而细菌性阴道炎主要由加德纳菌与厌氧菌大量生长繁殖导致的阴道炎症。

与霉菌性阴道炎分泌物状态也不同，细菌性阴道炎分泌物有浓重的鱼腥味、臭味，分泌物的特点为均匀一致、稀薄。

在外感症状上，细菌性阴道炎的外阴瘙痒程度、肿痛感一般比霉菌性要轻一些。

在用药上，一般选择甲硝唑类药物抗厌氧菌治疗细菌性阴道炎，非常有效，但是男方也要一同治疗，防止交叉感染。

当炎症逆行感染到宫颈

以上是一些较为常见的妇科炎症，集中于外阴及阴道。我们往下进行，涉及到的一些病症更为严重一些，说它严重，是说除了本身的治疗难度之外，还有着上行感染的可能。

支原体、衣原体这一组名称，很多朋友并不陌生，它们会出现在我们的妇科体检单上，或者在出现某些症状（比如白带异常）时的检查单上，有时会得到阳性的报告。一般来说，支原体感染轻一些，很多情况下不需要治疗，衣原体则要多加重视。

晓玲因为阴道出现脓性分泌物、外阴肿胀、房事疼痛并伴有出血、尿急尿频来医院就诊。妇查外阴正常，阴道中可见黏稠血性分泌物，宫口松，触血，偶尔可见黄色分泌物流出。取阴道分泌物检测，衣原体感染阳性，其他均正常。考虑衣原体感染性阴道炎，按下生殖道衣原体感染治疗。给予阿奇霉素、多西环素治疗即可，并叮嘱按时用药、及时复查，防止盆腔逆行感染造成其他疾病。

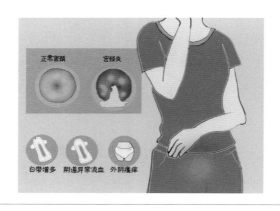

宫颈炎的常见症状

一般认为，泌尿生殖系统的衣原体感染可通过性接触传播，所以也是性病的一种。实际上，不是出现了衣原体感染就是性病。衣原体是一种微生物，以前认为它是病毒，但其实它不是细菌也不是病毒，但它是很多疾病的诱因，衣原体会通过性传播，但它不是一种性病。

人群中隐性感染衣原体的比较多。衣原体有很多种，不同的种类可在人体的不同部位引起感染，如呼吸道、泌尿系统、神经系统、关节等等。可见，衣原体不一定是性传播的。但是，在性活跃的年轻女性、既往有支原体或人乳头瘤病毒感染的女性、有多名性伴侣以及生活极度不规律的女性身上，衣原体感染的发生率的确很高。

衣原体可引起各种炎症感染。如果一个男人被感染，可能会发展成睾丸炎、尿道炎、直肠炎等疾病，如果传染给女性，会出现前庭大腺炎、宫颈炎症、尿道综合征等。如果夫妇中有一个感染了，另一方也应该及时治疗。

女性的外阴、阴道、宫颈、盆腔及附件这个系统，是一套精密运行的小宇宙，有一方面出现问题，牵一发而动全身。刚才提到的"逆行感染"，就往往是这个"牵一发而动全身"的起点。逆行感染，也称上行感染，指的是细菌或其他致病微生物从外阴部通过阴道进入内生殖器，引起子宫及相关附件区的炎症反应。若发生在泌尿系统，也是细菌从尿道口进入尿道，经尿道引起泌尿系统感染。出现输卵管、附件区发炎的症状，需要进行全身抗感染治疗。

在这个小宇宙中，如果把子宫比喻成一个房子，外阴阴道就是大门和通道，宫颈就是进门的玄关。

如果阴道长期发炎，那么阴道的炎症可以上行到宫颈，引起宫颈炎症。同样，如果盆腔出现炎症了，也有可能下行到宫颈发生炎症。宫颈炎症中，最常见的还是因为阴道逆行感染造成的。宫颈炎也分急性和慢性，急性期可能会有大量的分泌物、腰骶痛的表现。慢性可能没有太多症状，在体检时会发现。

如果确诊是单独的宫颈炎，不必担心。在认知上，我们也在逐步更新。像"宫颈糜烂"这个说法，一个过时的"疾病"，一个曾被女性谈之色变的高发情况，已经被清除出"疾病"的行列，属于一种生理现象。确诊后的治疗也比较简单：对于慢性宫颈炎的女性，一般选择保妇康栓、消糜栓，或者是坤净栓来进行阴道上药，而对于急性宫颈炎的女性，不但要阴道塞药治疗，也有可能需要使用抗生素抗炎。

在每年我做两癌筛查期间，会发现大量女性患有慢性宫颈炎。它是比较常见的妇科炎症，但发病率比较高，大概有 80%以上的已婚妇女都患有不同程度的宫颈炎。多发生于育龄期妇女，老年女性也可发生。一般来说，与宫颈相关的疾病，无论大小炎症还是其他，都会进行 TCT/HPV 检查，以排除其他病变的可能性。在后面的两章中，我会单独来讲。

不要等到盆腔炎症成慢性

有个生动的比喻说，盆腔是女性的"聚宝盆"。盆腔是女性的重要器官，不仅分泌性激素，还是宝宝生长发育的暖窝。同时，盆腔也十分脆弱，是炎症高发的部位，主要包括子宫内膜炎、输卵管炎、输卵管卵巢脓肿、盆腔腹膜炎。作为一种妇科常见的疾病，盆腔炎不仅给女性的健康和正常生活带来影

响，同时还会影响女性的生育
能力。

腹部坠痛是盆腔炎常见的
症状，但要注意，也有很多妇
科类疾病会导致腹部坠痛，或
者只是生理性的坠痛。我们不
将其作为评判依据。对于盆腔
炎来说，由于慢性炎症形成的
生殖器官之间的黏连以及盆腔

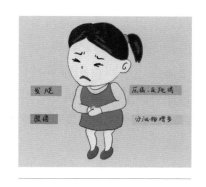

盆腔炎的常见症状

充血，会出现不同程度的下腹坠痛、疼痛及腰骶部酸痛，疼痛
多为持续性，这种疼痛会在性生活后及月经前后加剧。

去年我接诊了一名患者小新。小新是带着肉眼可见的痛
苦表情进来的，她痛得坐不了椅子。小新站着，虚弱地说，
这几个月经常出现下腹部疼痛，最近一天比一天重，痛得腹部
都不能碰了。阴道分泌物也多，有时还发烧、寒战，大小便也
不畅。

我说，你忍忍啊，我摸一摸。这一摸，发现肿块，个头
还不小，并且触痛、压痛、活动差。考虑盆腔炎性包块，立即
给予 B 超、血常规及全身检查，可见盆腔直径 18cm×19cm×
15cm 炎性包块。结合小新的发病情况，最后确诊输卵管卵巢脓
肿——一种非常典型的盆腔炎性疾病。

输卵管卵巢脓肿多由急性输卵管炎发展而来。由于炎性分
泌物无法排出，积存而形成输卵管积脓。卵巢积脓也因急性输

卵管炎引起，单纯的卵巢积脓比较少见。在发生急性输卵管炎时，其脓性分泌物可以自伞端流入盆腔，引起盆腔脏器的广泛黏连，输卵管和卵巢被包围在其中，渐渐地发展成为输卵管卵巢脓肿。如果脓肿过大，往往会导致持续性的发热和下腹部疼痛，所以通常就需要考虑进行抗炎治疗，再行手术将脓肿切除。

　　小新的症状，就属于非常典型的输卵管卵巢脓肿症状。

知识小贴士

什么是输卵管卵巢脓肿症状?

◎腹痛，并且是持续性的腹痛。

◎发热，50% 的输卵管卵巢脓肿有寒战及发热，体温可达 39℃ —40℃。

◎直肠刺激症状，可有腹泻、里急后重、排便困难及排便疼痛等。

◎膀胱刺激症状，脓肿与膀胱黏连，可出现尿频、尿急、排尿困难。

　　一般来说，输卵管卵巢脓肿的保守治疗为药物治疗，应先用对厌氧菌有效的广谱抗生素、灭滴灵、第三代头孢菌素等作为治疗用药。如果经药物治疗病情无明显改善，盆腔内仍有较大脓肿病灶者，可在应用抗生素 2—3 天后考虑手术治疗。因脓肿破裂而引发急性腹膜炎者则必须立即手术。

　　小新的情况比较特殊，她从老家千里迢迢跑来北京找我治疗，路途远、周折多、身体状况差是最客观的情况，交通、住宿、时间成本和精神状况是最现实的情况。一方面，我让她保守治疗看看，能不开刀就不开刀；另一方面我告诉小新，要做好各方面的准备。

在抗感染治疗三天，症状仍不能缓解的情况下，我建议小新立即进行手术。这时，小新的家人都已经陆续来到了。我把有可能发生的情况一一摆开，并告诉他们，小新的病程太长、炎性黏连非常严重，分离黏连时可能导致损伤临近器官，最差情况下，可能需要切除子宫及附件。听完后，小新和家属下定决心，就在北京手术了。

手术时，麻醉中的小新终于"睡"了个安稳觉。取下腹正中切口，切开腹壁探查，大网膜与盆腔肿物紧密黏连，盆腔肿物与右侧腹壁及肠管黏连。我保持精神上的全神贯注和肢体上的放松，仔仔细细分离开大网膜黏连，暴露盆腔肿物，便继续分离肠管腹腔黏连带。结扎止血，终于可以触到肿物本体。右侧脓肿，左侧只是卵巢、输卵管、子宫的表面有黏连和炎性反应，但未见异变。决定切除右侧脓肿。

向家属交代病情，家属统一意见。进行右侧附件切除术，取出标本，冲洗腹腔，缝合止血，放置引流管，关腹。整个手术过程约两个半小时。

术后，将标本拿给家属，并切开，可见大量浓汁流出。

送病理，一周后汇报：右输卵管卵巢脓肿。

术后的小新恢复良好，24 小时拔去尿管，下床活动，并已排气，还轻松地做了个伸展运动。72 小时拔去引流管，一周后出院，那时已经可以自己拿行李了。

一个多月后，小新给我打电话说，已经可以干活了，感觉每天过得非常来劲。

除了小新的案例，盆腔炎性疾病还有很多种类。它是女性非常常见的疾病，一旦患有盆腔炎就非常难治，因为是在盆底最低的位置，当度过急性期之后，会出现慢性盆腔炎的症状。慢性盆腔炎在临床上非常棘手，对身体的伤害也会非常大。在这些案例中，期望读者能够有一些自己的初步判断，有不适早些就医，一旦确诊盆腔炎，要及时进行彻底的治疗。

在这一章里，我用递进的、或者说"上行"的顺序叙述了妇科炎性疾病的一些情况。据了解，在一次对 774 名妇女进行的问卷调查活动中，发现患妇科疾病者达到 528 人，妇女妇科疾病占总患病率为 68.4%，妇科疾病顺序依次为宫颈炎占43.02%，子宫肌瘤占 21.18%，阴道炎占 5.43%，附件包块占5.16%，附件炎占 3.23%，乳腺疾病占 33.85%。

把这些数字罗列出来，你和我共同看一看，它们的确很常见，它们的确很恼人。有句话说得好，"懂得如何表达，这在看病时很重要。"其实，淡定面对身体的这些炎症，这对于痊愈很重要。作为患者，要大胆说出你们的疑惑，不要觉得医生听了妇科尴尬事会嘲笑你。作为女性，要坦然面对自己身体的各种状况，它们是生理、是症状、是疾病，它们与你的人格无关。

我遇到一些年轻患者，在充满朝气的年龄，却是忧虑过度，她们并没有可以倾诉、探讨的对象，无论是朋友、同事还是家人。一旦想多了，可能走入压抑、否认、恼火、内疚、孤独的负面世界不能自拔。这一层难以名状的窗户纸，由我们医生来揭开是最合适的，要知道，社会层面的一些流言蜚语，在我们这里是屏蔽的。

20世纪80年代，除了开篇说的那些满电线杆贴的小广告，还有一首流行的歌《恼人的秋风》："风呀风呀请你给我一个说明……请你为我去问一问她的芳名。"

有些症状，就如这恼人的秋风，多了解自身，进行科学的自察、自查，或者及时来到医院，你我一起，给你一个说明。

十、

HPV：你是谁，从哪里来，到哪里去

男性会感染 HPV 病毒吗？

接种 HPV 疫苗后还需要定期筛查吗？

怎么选择适合自己的疫苗？

"你是谁？"我是名医生。

"你是什么医生？"我是妇科医生。

"医生你知道 HPV 疫苗么？你说，我该不该打疫苗，怎么选疫苗？"

在不知道多少次的各种场景中，由于我表露了自己妇科医生的职业，遇到年轻人向我提出问题。HPV 防治是我非常熟悉的领域，我会尽量给出一个完整的回答，让年轻人先了解它，再做出选择。

HPV 到处都在，男女通吃

我们来设想一个场景。你在美容院，美容师小姐姐告诉你：脸上的这些小点点，是 HPV 病毒哟，需要用激光或者电灼打掉。

你吓坏了：HPV，不是"那种病毒"吗？不是应该出现在"那个地方"吗？怎么会出现在脸上？

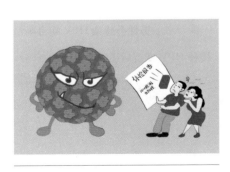

人们往往谈"HPV"色变

别担心。调查报告确认，大概 80% 的男士及女士的一生中，在日常生活中的某一环节都会感染 HPV 病毒，也就是大家常说的人乳头瘤病毒。为什么会被感染？除了经过性传播而导致，其实人身体表面本身也有这种病毒，抵抗力差的时候就容易被感染。

如果脸上感染 HPV，可能是与 HPV 阳性感染者直接接触，或触碰感染者皮肤等部位导致的。此外，误用了感染者的毛巾、个人物品等，也可以造成脸上感染 HPV。常表现为面部良性赘生物，就是我们说的"疣"，像扁平疣、寻常疣。它们是很好治疗的。

扁平疣，是由人乳头瘤病毒感染引起的常见病毒性皮肤病，通常出现在面部、手背等暴露部位，主要症状会表现为有高出正常皮肤的扁平丘疹，一般为多发性，体积有米粒至黄豆大小，呈圆形或者椭圆形，表面光滑，质地较硬，颜色可能呈淡褐色，也可能和正常皮肤颜色基本相同，如果搔抓可能会导致自体接种传播，进而使皮损的范围扩大等。在医生的指导下，可以进行涂抹软膏、凝胶治疗，也可以采用冷冻、激光等物理的方式治疗。

寻常疣也是人乳头瘤病毒感染引起，可能会发生在身体的任何部位，开始时为针头大小的丘疹，逐渐会扩大到黄豆大小或者更大，呈灰褐色、棕色或者正常的皮肤颜色，随着病情的发展，会呈乳头样增殖，数目不定，可能会成单个增至数个，也可以通过冷冻、电灼、激光等物理方式治疗。

面部或者体表感染这种病毒，虽然病程较长、呈慢性，但有很大部分在 1—2 年或更长时间内自行消退。这种都是我们说的"低危型 HPV 感染"。除了面部这种较轻的情况，还有如尖锐湿疣，主要侵犯生殖器局部的皮肤黏膜，常见的部位是外阴、阴道、宫颈以及肛周、尿道口，也可见于口腔黏膜、足缝。呈现扁平的褐色或褐黑色丘疹，少部分出现会阴部瘙痒、疼痛、尿道出血等表现。

而高危型 HPV 感染，是我们要注意的部分：高危型 HPV 致病有 14 种，常见于 16 和 18 亚型，主要侵犯宫颈黏膜，症状是同房或者妇科检查时出血、呈血性白带，而面部没有症状。通过宫颈癌前筛查与组织病理检查可以判断，常见的疾病是宫颈癌或宫颈癌前病变。

用一名妇科教授的话来说，"女性感染 HPV 病毒如同得发烧感冒一样广泛。"所以，像那位面部除疣的年轻朋友，只要懂得进行一些症状的区分和判断，就不必担心了。

如上所说，男性和女性在一生中都有感染 HPV 的可能。这个病毒，并不是针对女人的专利，而是"男女通吃"。

上一章中，我们说到 20 世纪 90 年代满大街的小广告"性病梅毒淋病尖锐湿疣一针灵"，这里面的"尖锐湿疣"，就是男性感染 HPV 最常见的病症，严重情况下也可能导致咽喉癌、肛门癌、阴茎癌等恶性病变。

我们稍微展开一下。

如果男性朋友患上尖锐湿疣，一般可见包皮和龟头上长出一些小肉芽、小肉赘类的赘生物，这是最常见的症状损害。还有可能发生在尿道内和肛门部位。患者在日常生活中，可能会发现自己的尿道感觉到不适，经常会出现溢尿、肉眼血尿，有分泌物自尿道排出，尿道堵塞感，排尿不畅或有排尿困难。

如果尖锐湿疣损害发生在口腔或咽喉部，将会导致患者饮食困难、吞咽困难、说话声音嘶哑，严重者可因尖锐湿疣损害堵塞气管导致窒息而死亡，尤其在婴幼儿尖锐湿疣患者中容易发生。

大多数患者患上尖锐湿疣，在早期是没有任何症状表现的，在尖锐湿疣发生发展过程中绝大多数患者无任何不适感，如不出现瘙痒、疼痛等自觉症状。只有极少数患者局部可有轻度瘙痒、刺痛。

北京协和医学院教授乔友林曾说，"在全球范围内，男性生殖器 HPV 的感染率高于女性，未施行包皮环切术、HIV 阳性和发生同性性行为的男性更易感染。"

根据国外研究，丹麦男性普通人群的 HPV 感染率为41.8%，高危型别感染率为30.0%；美国的情况与之类似，普通男性人群中 HPV 感染率为45.2%，高危型别感染率达30.5%。在中国，据综述性报道，我国男性总的 HPV 感染率为8.0%—16.9%，其中高危亚型 HPV 的感染率为5.5%—9.4%。专家估计，在中国，总体上男性大概感染率高于女性。

男性的 HPV 感染虽然不在我的诊疗范围内，但在生活关系中，一人感染，无一幸免。男性作为 HPV 感染的高发群体，同样要做好预防工作。

接下来，让我们从演化的角度，针对 HPV 叙述一个故事。

宿主和病毒之间的平衡，已经在古老的地球上存在了上亿年。地球上的病毒多得数不清，已经被我们鉴定的病毒有5000多种，其中有差不多100种会让我们人类致病。

很多致病病毒最初来自于野生哺乳动物。比如，艾滋病毒最初就是来源于跟我们人类血缘最近的黑猩猩。但奇怪的是，这些病毒在动物身上的时候并不会让它们生病，但一旦传播到人类身上就会引起严重致病症状。HPV 病毒也是同样。虽然在许多动物中被发现，但这些病毒从不感染任何非人类的宿主。

科学家们通过重建 HPV 的演化史发现，HPV 大约在 20 万年前起源于非洲的几种不同病毒株，伴随人类足迹逐渐在整个地球上扩散。人类 5 万年前走出非洲，大约 1.5 万年前抵达美洲，HPV 也持续演化。证据之一是，某些 HPV 病毒株的演化谱，正好同人类的演化相呼应。例如：如今非洲人感染的 HPV 就有很多，属于最古老的几种病毒分支。而欧洲人、亚洲人和美洲土著，则携带各不相同的病毒株。

随着病毒演化，出现了各种特异化的功能，有的专门感染宿主某些特定的表面和黏膜。例如，导致疣的 HPV 专门感染皮肤细胞，另一类 HPV 则感染嘴或其他开口处的黏膜，甚至有些病毒株演化得更具致癌性。

经过数千代的演化，HPV 已经在一些宿主身上很好地稳定下来。事实上，绝大多数 HPV 能跟宿主和平共处，对携带者并未造成任何伤害。

是的，我们携带了那么久的 HPV 病毒，却不知道它。

在这期间，宿主和病毒之间的平衡屡屡被打破，一些不幸的人，患上了癌症。

是的，就是我们谈之色变的宫颈癌。

有文章说，宫颈癌很可能是史前女性的一种重要疾病。有一篇关于生殖器病变中 HPV 的描述，是关于一位死于 1568 年意大利中世纪文艺复兴时期的女性贵族遗体的，其中被证明含有 HPV18，在公元前 1700 年的埃及纸莎草纸和公元前 4 世纪的希波克拉底著作中都有对可能的子宫颈瘤的描述。但，早期的历史完全依赖于症状的幸存者描述和古代医学作者对宫颈病变的体征、死亡结果和肉眼表现的判断。直到 19 世纪下半叶和 20 世纪初，随着显微细胞病理学的发展，它们才被真正定义。

研究人员一路找到 HPV，分析它、确认它，的确是从对宫颈癌的研究开始的。

在 20 世纪的六七十年代，人们在进行宫颈癌标本检查时，将怀疑的目光放在和 HPV 仅仅只有一个字母之差的 HSV II 型病毒身上，虽然 HSV 病毒在体外被证实有一定的致癌性，而且在一部分的宫颈癌标本中也有检出，但是没办法充分证明其跟宫颈癌之间的关系足够密切。

突破口在 1972 年。科研人员提出，HPV 可能是最终导致生殖道肿瘤的性传播致病因子，直到 1976 年，德国的研究者在宫颈癌中发现了有 HPV 的特异序列。很快，针对 HPV 的研究在全球范围内飞速进展，证据越来越多，越来越充分，大量的流行病学和分子生物学肯定了 HPV 在宫颈癌的发生中所起的作用。

宫颈癌在历史上是一种充满痛苦的、缓慢致死的女性疾病，虽然它易于控制，但仍然存在于世界上许多地方。宫颈癌的研究，为 20 世纪 60 年代以来知识和理解的快速增长奠定了医学、科学和社会基础，特别是自 1975 年在法国里昂举行的第

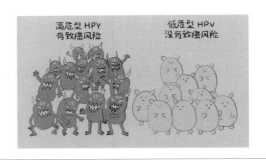

HPV 是一个庞大的"家族"

一次国际乳头瘤病毒会议以来，从那时起，HPV 研究的科学大门逐渐打开。

到目前，已经发现 HPV 病毒有 200 多个亚型，其中 40 多个以上的亚型与生殖道感染有关。目前来说，对我们身体危害最大的，主要是 HPV 家族的 14 种高危型 HPV，它们分别是16、18、31、33、35、39、45、51、52、56、58、59、68、73 型，高危型 HPV 导致了 99% 以上宫颈癌的发生。在中国，最常见 5 种高危 HPV 型别分别是 16、18、58、52 和 33，中国 93% 的宫颈癌由这 5 种型别感染所致。其中， HPV16 和 18 型与宫颈癌关系最为密切，与 70% 左右宫颈癌发生相关。

此外，还有皮肤高危型，病毒有 HPV 中的 5、8、14、17、20、36、38 等，可导致的疾病包括疣状表皮发育不良、外阴癌、阴茎癌、肛门癌、前列腺癌、膀胱癌等。

而低危型 HPV 主要引起良性病变。最常见的低危型 HPV 是 6 及 11 亚型，90% 的尖锐湿疣是由 6 及 11 亚型引起。

又比如皮肤低危型，常见病毒有 HPV 中的 1、2、3、4、7、

10、12、15 等等，导致的疾病包括寻常疣、扁平疣、跖疣等。

还有黏膜低危型，常见病毒有 HPV 中的 6、11、13、32、34、40、42、43、44、53、54 等等，导致的疾病包括感染生殖器、肛门、口咽部、食道黏膜等。

人类的身体非常奇妙，它有一道天然的防病毒屏障——皮肤和黏膜，不仅能阻挡病原体侵入人体，而且它们的分泌物还有杀菌作用。除了物理屏障，我们还有一套循环往复的永动机——免疫系统，在自身免疫力强盛的情况下，即使感染了 HPV 病毒也不用恐慌，病毒感染有自限性，很多情况下可被免疫系统清除，进而自行转阴，不会对身体造成长期危害。

知识加油站

什么是病毒自限性？

"病毒自限性"是大家有必要理解的概念：某种病毒感染人体后，刺激机体免疫系统产生特异性的抗体，能够中和病毒并激活补体，彻底杀灭病毒，这种病毒就称为具有自限性的病毒，包括引起普通感冒的各种病毒，如呼吸道合胞病毒、鼻病毒、冠状病毒、腺病毒、埃可病毒、柯萨奇病毒、甲肝病毒、戊肝病毒以及水痘—带状疱疹病毒、麻疹病毒、风疹病毒、流行性腮腺炎病毒等。而有些病毒感染机体后，刺激机体免疫系统产生的抗体并不足以将病毒彻底消灭，这种病毒就不具有自限性，如乙肝病毒、丙肝病毒、艾滋病病毒等。

如果机体状态不好、免疫能力下降、病毒生长环境适宜（多个性伴侣、不洁性生活），加上诱发因素的不定期存在，就会长期持续感染最终导致病变。

这些诱发因素，包括吸烟、免疫障碍、长期口服避孕药、多次流产或分娩，或者妇科病等。它们引发高危的 HPV-DNA 与宿主的细胞 DNA 发生整合，使细胞发生恶性增殖，导致阴道免疫屏障受损和阴道微生态的失衡，使宫颈炎症进一步加剧，从而导致患者出现宫颈不典型增生、宫颈上皮内瘤变，甚至是宫颈癌。

因而，通常情况下，HPV 病毒很难穿透皮肤到达身体内部。但是当条件充足，它便磨刀霍霍，准备长驱直入了，在身体机能低下、诱发因素充分的情况下，大规模暴发，在短时间内迅速攻城掠地——

· 早期，HPV 通过皮肤黏膜微小损伤侵入表皮。

· 表皮中具有增殖能力的基底干细胞感染，导致病变。

· 成熟病毒主要集中在表皮上部，病毒随表皮更新而排出体外。这时，造成自身接种传染和人与人之间传染。内裤、浴盆、浴巾、便盆都有可能是载体。

· 病毒感染人体后，可潜伏在基底角朊细胞间，在表皮细胞层复制，人乳头瘤病毒侵入细胞核，引起细胞迅速分裂，同时伴随病毒颗粒的繁殖与播散，形成特征性的乳头瘤。

· 高危型病毒如果在皮肤和黏膜长期存在，其 e6、e7 蛋白能与 p53 等抑癌物质结合并促其降解，病毒 DNA 整合进入宿主染色体，导致宿主染色体不稳定、DNA 复制转录紊乱而诱发癌变。

知识小贴士

> 以宫颈癌为例来说，从高危型 HPV 到宫颈癌，通常会经过这些步骤：HPV 感染——HPV 持续感染——宫颈上皮内瘤变——宫颈浸润癌。

HPV 虽然是宫颈癌的致病病毒，但是从 HPV 到宫颈癌，还有很长的一段路程要走，有的需要数十年，有的在过程中就被切断了。这便是我们说的早筛查、早预防、早诊断、早治疗。

定期筛查，不要侥幸

说到预防和筛查，我想问问正在阅读这一章的读者：你有多久没有做体检了？你上一次做筛查是什么时候？你是不是因为劳碌的工作而一拖再拖？还是对自己的身体有着莫名的侥幸？

在 HPV 的危害里面，真正让我们害怕的是"大魔头"——宫颈癌。据研究表明：同一种高危型 HPV 病毒在体内持续感染 14 个月以上，就有可能会造成宫颈病变。只要及时做好宫颈癌筛查，HPV 感染不足为患。

如果说高危型 HPV 是女性健康的杀手，那定期妇科检查和筛查就是我们的"安全卫士"。

我们建议，针对宫颈癌的预防，只要是有性生活的女性，无论是否接种过 HPV 疫苗，都建议按照宫颈癌的常规进行筛查。不过，不同的年龄段宫颈癌筛查的方法、要求和关注点有所不同。譬如小于 30 岁的年轻女性，我们建议第一阶梯筛查，即细胞学筛查。如果是大于 30 岁，建议做细胞学加病毒学的第二阶梯筛查。对于绝经之后的妇女，尤其宫颈萎缩的妇女，单纯的细胞学筛查可能很容易造成漏诊，这种情况之下，也要联合病毒学的筛查，就可以很好地预防宫颈癌前病变或者宫颈癌漏诊的发生，所以相对来说，小于 30 岁的年轻女性建议用单联的细胞学筛查，大于 30 岁的女性可以考虑细胞学和病毒学的筛查。

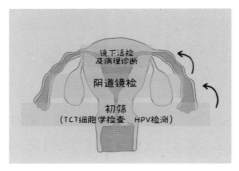

宫颈癌筛查的三阶段

那么，采用"安全卫士"的频率是什么呢？是不是检查没有感染就可以高枕无忧了呢？

下述是我们的建议，如果尚不清楚，不妨"按图索骥"：

知识加油站

宫颈癌的筛查三阶梯

◎第一阶梯：细胞学和 HPV 检测，是用于所有女性的宫颈癌筛查的初筛手段，通过用一种毛刷在宫颈表面取子宫颈周围的脱落细胞，以及宫颈管脱落细胞，进行细胞学（TCT）和 HPV 检查。

◎第二阶梯：当 TCT 和 HPV 检查提示阳性时就需要进行第二阶梯的宫颈癌诊断，就是阴道镜检查，确定病变的范围及程度，指导活检。

◎第三阶梯：如果阴道镜下宫颈上皮表现可疑，就需要进行第三阶梯的检查，就是在阴道镜下取宫颈可疑病变部位进行活检，组织病理检查，做成切片在显微镜下观察病变程度，做出明确诊断。

通常对于小于 21 岁的女性，无需进行宫颈癌的筛查。但如果是初次性生活时间过早、有流产或者生育记录、有私密问题但是一直没去看医生，或者自己怀疑有感染 HPV 等这些情况，那么最好早做筛查。

针对 21—25 岁的女性，需要每隔 2—3 年进行一次宫颈细胞学的检查，即 TCT。

针对 25—30 岁的女性，需要每隔 2—3 年进行一次 TCT 联合 HPV 检查。

对于 30—65 岁的女性，可以选择每隔 2—3 年进行一次 TCT 检查，或者每隔 5 年进行一次 TCT 联合 HPV 检查。

若女性大于 65 岁，如果以前都在进行规范的宫颈癌筛查而没有任何问题，或是低于宫颈上皮内瘤变Ⅱ级，可以选择退出宫颈癌筛查。

医学讲的是概率，个人讲的是确认，哪怕是万分之一的概率，被我们碰上之后就是百分百。看到这里，如果你发现还没有做过筛查，或者已经太久没做筛查了，那么放下书，先去预约吧！

刚才强调，无论是否打过 HPV 疫苗，都要定期进行筛查。也许你会问：那我打疫苗是为了啥呢？定期筛查、查出来再治不就行了吗？

不要觉得麻烦，不要有困惑。

接种 HPV 疫苗后还需要接受筛查，是因为宫颈癌的发生，主要与高危型 HPV 感染有关。目前上市的疫苗包括二价、四价、九价，都是预防大部分的高危型 HPV 感染，尤其是对于二价、四价，只含有 16 型、18 型，所以并不能够涵盖所有的高危型的 HPV 感染，所以在国外，即使九价也只含有 7 个高危型的感染，可以预防 90% 的宫颈癌。

目前在全球范围内已经上市的 HPV 疫苗没有一种能覆盖全部致癌性 HPV 亚型，所以 HPV 疫苗不能完全预防全部的宫颈癌的发生，因其覆盖的面积不是全部。

其次，即使接种 HPV 疫苗，HPV 阴性也不能代表没有 HPV 感染，也有可能存在着 HPV 隐匿性的感染，用当前的检测方法检查不出来，所以必须还要进行筛查。

还有一种原因就是极少数的宫颈癌与 HPV 感染没有关系，也就是宫颈癌发生的时候 HPV 是阴性的，所以定期筛查还是必要的。这也是世界卫生组织（WHO）的标准。

如何选择合适的疫苗？

回到本章最初，年轻朋友问我的问题：怎么选择疫苗？

2006 年 8 月 28 日下午，一对昆士兰姐妹在澳大利亚昆士兰州的亚历山大医院接种了全世界第一支宫颈癌疫苗。到如今，已经是 HPV 疫苗上市的第 17 个年头。

HPV 疫苗，是人类研发领域的一项重大成果，是女性甚至男性的福音。它不仅仅可以预防 HPV 病毒的感染，还可以防止发生后续因为 HPV 感染引发的相关疾病。

目前，市面上能够注射的有三种不同类型的 HPV 疫苗，它们分别是二价、四价和九价 HPV 疫苗。

疫苗的"价"，指的就是疫苗覆盖的 HPV 的病毒类型数。

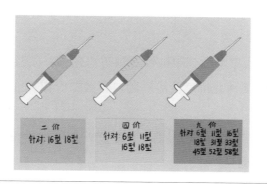

每种疫苗针对不同的 HPV 类型

现在我国已经上市的二价 HPV 疫苗分为进口和国产疫苗两种，

针对 HPV16、18 型；四价疫苗针对 HPV6、11、16、18 型；九价疫苗针对 HPV6、11、16、18、31、33、45、52、58 型的 HPV 病毒。

对于女性来说，接种九价、四价或二价 HPV 疫苗，能够安全预防持续性 HPV 感染所致的癌症，可以说是直接造福女性接种者，这种预防作用在宫颈癌中最为显著且研究最透彻。

全球约 70% 的宫颈癌和将近 90% 的肛门癌由 HPV 16 型和 18 型导致，还有很大比例的阴道癌、外阴癌和口咽癌，目前上市的 3 种 HPV 疫苗都能预防这两种亚型，接种四价或九价 HPV 疫苗还能预防肛门生殖器疣。而且，在女性疫苗接种率较高的情况下，年龄相仿的男性也会获得群体免疫，生殖器疣的发病率也会减少。

如果不需要考虑到费用或者年龄的问题，那么对于疫苗来说，当然覆盖面越广泛越好，相比于四价和二价疫苗，九价疫苗覆盖的 HPV 亚型更多，因此能预防更多的宫颈癌和生殖道疣。

但是，如果考虑到单纯针对预防宫颈癌，或者存在超过 26 周岁、无法接种九价疫苗等问题，那么二价和四价疫苗也是不错的选择。

我们常常会强调一句话，那就是"预防大于治疗"。对于 HPV 来说，更是如此。

并且，在这个市场时代、消费时代、广告铺天盖地的时代，我要提醒年轻的朋友们：你们一定要清醒地记得，你追求的并不是多么高的"价"，你追求的是最优、最快效果的"防"。

2022 年 7 月，《新京报》刊发专题报道《HPV 疫苗一苗难求难在哪》，披露了高价次 HPV（人乳头瘤病毒）疫苗自 2017 年在国内上市以来，至今仍旧"一苗难求"的尴尬现状。报道提及，近年来，高价次疫苗在二三线城市社区医院长期断供，大城市社区医院可能也要排队一年半以上才能接种，代约代抢疫苗广告铺天盖地。在供需天平失衡的情况下，不少女性为接种疫苗投入大量时间、精力和金钱成本，甚至落入"内部关系""特价疫苗"等陷阱。

在各个社交平台上以"HPV 疫苗"为关键词搜索，不难感受因接种不到疫苗而给青年女性带来的焦虑。数据显示，2019 年，我国宫颈癌新发病例约 10.6 万例，占整个亚洲的 1/3；在我国 15—44 岁的女性中，宫颈癌是排名第三的常见恶性肿瘤，已成为该年龄段女性癌症死亡的第三大原因，而几乎所有宫颈癌病例都与高风险人乳头瘤病毒感染有关。能预防人乳头瘤病毒感染的 HPV 疫苗，是目前唯一明确可以预防癌症的疫苗。在这一背景下，这支疫苗与青年女性生命健康关系重大，又怎能不让人上心？

就像报道中提出的，资源相对稀缺的九价疫苗限定 16—26 岁的女性接种。这一规定，本来是为了合理配置资源，但是，一些想打疫苗却排不上号，离 26 周岁越来越近的女性，不免有"不是我打得晚，而是我打不上，最后却打不了"的焦虑和不安。

我再次说明：任何一种疫苗对宫颈癌的预防都是有效的，在没有九价疫苗的时候，可以先接种二价或四价疫苗，不要为了等待而错过最佳接种时间。

对于一般百姓来说，二价 HPV 疫苗堪称性价比之王。国外的研究表明，二价 HPV 疫苗能预防 70% 的宫颈癌，而在我国，16 型、18 型这两种 HPV 的感染率更高，二价疫苗可以预防 84.5% 的宫颈癌。九价 HPV 疫苗除了预防 16、18 基因型外，还可以预防 6、11、31、33、45、52 和 58 这七个基因型的 HPV 病毒感染，能够预防 90% 的宫颈癌和 90% 的尖锐湿疣。单从价格上看，九价多出的 5.5% 对于宫颈癌的预防作用，需要多花费很多钱。所以从性价比和时间成本上来看，二价可以说是 HPV 疫苗界的"天花板"。

虽然说，"鱼，我所欲也；熊掌，亦我所欲也，鱼与熊掌不可得兼"，但是切切记得，首要的是关照自己，首要的是认识需求，杜绝铺面而来的那些炒作！最多最贵的并非最合适的，适合你的那款，才是你的"舍鱼而取的熊掌"！

在本书中，我多次提到"两癌筛查"，那是我从事至今的宝贵经历。

2006 年，我们开启了全内蒙古乳腺癌和宫颈癌筛查知识的培训和宣讲。2021 年 4 月，鄂尔多斯全市 HPV 疫苗免费接种项目正式启动，考虑到女性的发育年龄和在当地读书的时间，当地决定为市里 13—18 岁女性免费接种二价 HPV 疫苗。鄂尔多斯市成为国内第一个免费为适龄女中学生接种 HPV 疫苗的城市。

有人说，"这是给草原少女的礼物。"

有人说，"我们赶上了好时候。"

我想说，"这是我们共同争取的好未来。"

十一、

我对 HPV 患者说：大胆要小孩吧

感染 HPV 病毒还能怀孕吗？

尖锐湿疣是很严重的病吗？

宫颈癌是怎样一步步形成的？

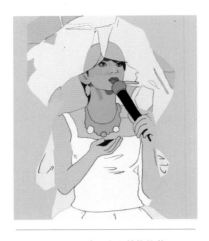

最后一场演唱会上的梅艳芳

"我有花一朵

长在我心中

真情真爱无人懂

遍地的野草已占满了山坡

孤芳自赏最心痛"

——《女人花》

2003 年有一则悲伤的消息，年仅 40 岁的梅艳芳因宫颈癌离世。据说在最后一场演唱会举办时，她已深受病痛折磨，甚至穿着纸尿裤上场。在演唱会上，终生未嫁的梅艳芳穿着婚纱，将自己"嫁"给了她最爱的舞台。不久后，美丽的女人花凋零于世间。

梅艳芳 38 岁患宫颈癌，抗癌两年离世。这位女士不仅在歌坛影坛散发着独到的魅力，更是每每在祖国灾难时刻呼吁香港同胞奉献爱心。1991 年华东水灾，梅艳芳率领香港艺人和电台一共捐款 4.67 亿港币；1993 年，梅艳芳成立了《四海一心慈善基金会》，举行多场慈善演唱会，受益捐助老人院；1999 年，她出任"乐施会大使"，到云南山区普施爱心；2003 年"非典"期间，当时的梅艳芳已是癌症缠身，作为香港演艺人协会主席，策划"茁壮行动"，为受"非典"影响家庭的孩子筹捐学费，组织"1：99 群星慈善演唱会"，筹款 200 余万元。

梅艳芳没有组建自己的家庭，没有生育自己的孩子。但她是个大女人，不是个小女人，她是我们心中魅力、良善与魄力的化身。

惋惜之余，人们纷纷猜测她没有积极接受手术、化疗等治疗的原因：媒体的过度关注，期望保留作为女人的完整，家族有宫颈癌病史导致心灰意冷，不一而足。

不过，正是梅艳芳巨大的影响力和巨星陨落的惋惜，让很多人对这个被称为女性第一杀手的宫颈癌，开始有了越来越多的认识。不止一个朋友跟我说，是梅的去世，让她在震惊与痛心之余，了解了宫颈癌，了解了 HPV，并跑去香港打了疫苗，到现在保持着定期检查。

在上一章中，我们已经刻画了 HPV 及其危害的大致全貌，并对宫颈癌这一高发病症叙述一二。在这一章里，我将以亲身经历的这些案例来与大家展开，从"它是什么"到"我们面对着什么"。

有研究表明，近 15 年间，人乳头瘤病毒（HPV）症状出现的比例增加了 5 倍以上，在青少年群体中成长最快。造成流行的原因是这个狡猾的病毒具有高度传染性。它的来源难以阻断，它的路径难以琢磨，它的携带难以辨识，这令人沮丧不已。但是，如果你早日变成 HPV 专家，你就可以面对它。

若你是每年诊断出感染 HPV 的 100 多万名女性之一，你绝对要了解，生殖器疣或寻常的涂片结果显示你有宫颈癌前病变，并不代表你受到了癌症的诅咒。上文说到，在 HPV 病毒的 200 多个亚型中，有 40 个以上的亚型与生殖道感染有关，而在这里面，有十几种是高危的，在高危里面，又以 16、18 型最为凶恶。

在医学领域的所谓"高危病毒"，是指针对于同类病毒中的其他病毒来说，更容易引起严重疾病或危害性大、传染性强的病毒，如艾滋病、病毒性肝炎、埃博拉、流感病毒等。强调这个概念，是想说"高危"并不是"病危"，病毒还在"成为病"或者"被剿灭"的路上。

正确对待尖锐湿疣

2011 年的一个上午，我接诊了一位惊吓过度的患者小雷。职业女性，结婚 5 年，未生育，12 岁月经初潮，周期经量都正常。一年前查出 HPV58（＋），半年前复查变成 39（＋），3 个月前仍是 39（＋），TCT 均为轻度炎症。

小雷每三句话里都带一句"哎"，每十句话里都带一个"癌"，反反复复问我：网上说这是癌啊，这可怎么办啊！

我说，先做检查吧！后面还有很多患者，你要中午有时间，咱们一起吃个盒饭！

小雷的妇检结果均正常。我们在饭堂见面了。

我说，小雷，我先告诉你，你现在一切正常，没有病，更没有癌。说完这个，你先吃口饭。

小雷赶紧扒了一口，边咀嚼边瞪大眼睛望着我。

我说，你们城市里的孩子文化程度高，爱看书、爱上网查资料，这是好事，但你可能太紧盯着"癌症""高危""死亡"那些关键词了，导致不能平静客观地吸收知识来比照自己的现实。因此，我想为你补充的知识是，从 HPV 感染开始，不好的情况是会导致癌前病变，在癌前病变不好的情况下，才会发展成癌。一般在 HPV 感染的自然进展中，要经过 10—20 年的时间可发展为宫颈癌。咱们盘算一下：你结婚五年，也就是持续感染可能最长五年，有可能才一年呢，从时间上讲，最差你也离癌症远着呢！

就在我比划着手指头给小雷盘算来盘算去的时间里，小雷大口大口地吃了起来。看得出来，她有一段时间没这么好的食欲了。

我接着给小雷盘算：我猜你工作压力不小，作息时间不规律，做事追求完美，时常焦虑吧。

小雷点点头。

我说，你要像咱们吃这餐饭一样，饭不见得好吃、汤不见得鲜美，但是要吃得爽快，吃得安心。假如你平时生活和工作也是这样，加上好好的锻炼、好好的睡眠，你的免疫力就会强大。在我多年的从医观察中，你这个年龄段的女性感染 HPV，3—6 个月自行清除的比比皆是。我相信你也是这些人中的一个。

小雷最后问：您说我还可以怀孕生孩子么？

我说，当然可以！

我继续比划：现在开始，你要振奋起来，补充叶酸，监测基础体温，或者用试纸。并且，试试说服你爱人做做精液常规……总之，你可以去网上查你下一步要做的很多步骤啦！你就大胆要孩子吧！

有一种现象，叫作"墨菲定律"，当你越是渴望一个结果，越急迫地想要搞清楚事情，越会被自己的那种紧张的情绪所囚禁，这往往导致不好的结果。还有一种现象，叫"白熊效应"，越是让自己不要死死地想一样东西、越是将其深深印入脑海，这也会在消极或忧患的情况下，持续加重心理负担。

在聊天的时候，其实我所讲的，一半是客观事实，一半是主观预期，后一半，是我想在有限的时间内抓紧传递给小雷的。我也能感觉到她相信我。

半年后，小雷停经 40 天后找到我。检查化验，宫内可见可爱的胎心、胎芽。

接下来的小方，也是一个困惑"是否还能要小孩"的女孩子。她正值 25 岁的好年华，却是已经痛苦了 2 年多。

小方略显难堪地描述自己的情况：阴部长了好多菜花样小肿物，紫红色，分泌物多，瘙痒难忍，最近小肿物越来越多了。悄悄跑了很多医院，也用了很多中药西药，都不管用。

小方未婚，有性生活，但与男友早已分开。我想，身边没有能说说话的人，可能是她羞于求助、并且有可能已经多次乱投医的原因。

体格检查正常，妇科检查发现，湿疣长满了阴部各处，阴阜上两个，大阴唇上多个，小阴唇两侧长满，还有些分布在阴道口。阴道及宫颈正常，子宫及附件正常。我当时取了活检，确认尖锐湿疣。

从上一章我们已经知道，尖锐湿疣大多时候属于 HPV 病毒的低危情况，但其"恶名远扬"。尖锐湿疣初期仅表现为柔软的小丘疹，若不及时治疗，会聚集成菜花样，增生向外周蔓延，在性器官处占位。这种发于会阴部及肛周的性传播疾病，俗称"菜花""尖尖"，并好发于性关系混乱的人群，并且传染性极强，使得很多患者羞于开口，自尊心受损，如若被伴侣知道，也容易破坏感情和家庭。并且，还可能通过产道传播给婴儿，影响后代。一些较大的疣体具有肿瘤的特性，容易出血、破溃、继发细菌感染，引起败血症等严重疾病。在高危情况下，也有可能导致宫颈癌、阴茎癌、女阴癌、肛门癌等。

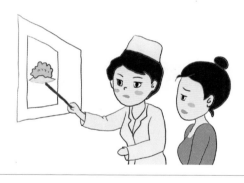

呈"菜花状"的尖锐湿疣

"尖锐湿疣"这种疾病，给人造成的是心理上与生理上的双重伤害。不仅如此，在治疗过程中，由于其容易反复发作，也常常导致患者心情沮丧、抑郁不堪。它的反反复复，有点像商场的"停业整顿"，停止活动一段时间，然后再次出现。也很像草原上、庄稼地里不受欢迎的野草，野火烧不尽，春风吹又生，并且，除非发芽发出来，否则没人察觉它的存在。

尖锐湿疣的治疗方案有很多种，大多时候医生与病人根据实际情况商定。

知识小贴士

尖锐湿疣的治疗方案

1. 可以选择外用药物治疗，涂抹咪喹莫特、三氯醋酸、二氯醋酸、干扰素，并配合一些辅助药物，达到抗病毒以及去角质增生的效果。

2. 还可以用冷冻疗法，利用 −196℃ 低温的液氮，采用压冻法治疗尖锐湿疣，促进疣组织坏死脱落，操作简便、高效，病人易耐受。适用于数量少，面积小的湿疣。

3. 如果存在比较大的疣体，可以做局部外科式手术切除，通常就是局部先清洁、消毒和铺巾，然后做常规局部浸润麻醉，再使用手术刀沿着疣体的基底部将其切除，中间随时止血、缝合，最终缝合皮损。但切除之后还是要辅助其他的药物或者是理疗，并定期复诊，才能将尖锐湿疣最终治愈。

4. 激光治疗也是常用的方法，通常用 CO_2 激光，采用烧灼法治疗尖锐湿疣，如果数量不多的话可以一次性治疗，数量多的话，一般需要多次才能完全治愈。

5. 此外，还有电灼治疗、中药治疗等。

我把这些治疗方案和小方细细说来，并告知了任何一种方法都有可能导致复发。小方选择了激光手术治疗。她说：一听到激光就有一种向着病毒扫射的感觉。

治疗当天，小方表现非常好，手术进行得很顺利。术后，小方带了些辅助药物就回家了。一个月后复查，一切正常。

然而半年后，小方又来找我，说，又长出来了。

当我再次妇检时，发现其小阴唇两侧可见分散的湿疣，会阴部可见多个分散的湿疣。

跟小方再次聊天时，我还是非常轻柔和小心，生怕加重她复发后的苦恼。

未料小方告诉我，她已经有了心理准备，并且这次复发没那么严重，自己也不像开始那么害怕了。打算好好治疗，复发一次、治疗一次，直到彻底变好。

我挺欣慰的。给小方安排了两次激光治疗。

第一次激光后，叮嘱她用干扰素治疗一个月，期望她保持现在的决心，提高免疫力，和我一起努力。

第二次激光后，我给她留了电话，让她注意观察伤口愈合情况，有任何情况给我打电话。小方给我打了两次电话，一次咨询关于瘢痕恢复问题，另一次则是有一点普通的阴道炎症状。

在一年多后，小方的电话又响起了。我想，难道又复发了。

电话那头的她，支支吾吾地说，自己恋爱了，想结婚了。

我说那太好了，祝福你！

小方和我又寒暄了许久，最后才鼓起勇气问我：段医生，我一年多没复发，能不能和男朋友往下走？能不能过夫妻生活？能不能生孩子？会不会以后传染给孩子？

我说，小方，可能我忘记告诉你了，也可能你忘记了，对于你的病症，治疗以后半年之内没有复发，就算治好啦！你尽可以朝着你想要的生活去走！

现在的小方，孩子都三四岁了。猛地想起，我还记得电话那头她来来回回说着"真的吗太好啦真的吗太好啦……"

宫颈癌前病变和癌症的距离

好了。我要开始说到"癌前病变"的案例了。在"闻癌色变"之前，了解"癌症"和"癌前病变"的区别非常重要。事实上，我们体内任何新生的一大片细胞都被称为赘瘤或者肿瘤，而恶性肿瘤指新生的一大片组织过度生长且超出应有的范围。或者打个比方，癌，是有杀戮潜力的野蛮赘生物。宫颈癌，有着非常长的赘生期，也称为"警告期"，这时期，属于可治疗的癌前病变。

38岁的小丁很注意观察和呵护自己的身体，每年定期随单位体检，每年都做宫颈涂片检查，可令她害怕的事情今年到来了：今年的宫颈涂片检查发现异常细胞，通知回诊。

小丁说，她脑子里嗡的一声，第一想法就是：难道这就得癌了？

我说，不慌，咱们看看吧。

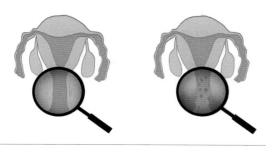

癌前病变组织可以在镜下观察到

知识加油站

什么是癌前病变？

　　所有的恶性肿瘤都有癌前病变，但并不是所有的癌前病变都会发展成恶性肿瘤。癌前病变是指恶性肿瘤发生前的一个特殊阶段。当某种或者所有的致癌因素去除以后，癌前病变可以恢复到正常状态，但是如果致癌因素持续存在，癌前病变就可以转化成恶性肿瘤。

　　◎广义上讲，癌前病变是指凡有可能发展成恶性肿瘤的所有病变和疾病，实际上这种概念也包括了癌前的状态，比如慢性胃溃疡是一种癌前状态，但并不一定发展成胃癌，但是如果反复的溃疡迁延不愈，溃疡的边缘持续受到刺激，可能会出现腺体的细胞学和组织学的异常，不断的演变，就会发展成癌前病变，最终导致胃癌。

　　◎狭义上讲，癌前病变是一个组织病理学的概念，是指癌变倾向较大的病变，比如异型增生和原位癌，WHO 规定恶变可能性大于 20% 的病变才属于癌前病变，但没有对病变发展的时间加以限制，病变的过程可能比较缓慢。

　　做妇科检查，阴道镜下取活检，病理诊断为：宫颈轻度非典型增生（CIN1）。

　　宫颈非典型增生，也可以说宫颈有"癌前病变"，但是我没有用这个术语，怕吓到小丁。

　　我说，正常宫颈细胞是一个鳞柱状上皮交界的细胞，如果有炎症，可能会提示有炎症细胞，如果是宫颈癌的话就看到癌细胞了，而不是非典型鳞状细胞，你不用担心。

　　而小丁是最轻的一级，我说，你目前不用特殊治疗，感觉有阴道炎症时，就用一下复康栓，有条件也可以放置干扰素，

知识加油站

癌前病变等级

　　癌前病变分为一级、二级、三级，也即大家在报告上看到的 CIN1、CIN2、CIN3，到三级的时候就表示上皮细胞完全被 HPV 病毒攻陷，此时便发展成了浸润癌。

　　◎在 CIN1 阶段大多数还可以自然消退，可以采用定期随访的方法。

　　◎ CIN2、CIN3 需要进行手术治疗切除瘤体，治愈率也比较高；只有很少一部分无法遏制肿瘤发展形成癌细胞扩散的会有致死的风险。

　　◎ CIN2 等级，若 HPV16 阴性与一级一样不用治疗，阳性的就与三级一样需要进行锥切术。

但最最重要的是，不要再害怕啦！

　　小丁也是一名典型的职业女性，全都听懂了，还在手机上记着要点。最重要的是，她依从性非常好，放下心头的石头便瞬间开朗了起来。

　　第二年做复查，小丁一切正常。

　　这时的小丁，已经 39 岁了。她确认了自己痊愈后，问了一个很多女性问过我的问题：HPV 刚好，高龄初产，要娃行么？

　　我笑着说，我觉得行，但是，你从我这里出去后，最好尽快去生殖中心，生殖内分泌科的医生们，会给你最妥善的指导的！

　　小丁在 41 岁生日前后，诞下了一个健康的宝宝。她微信传

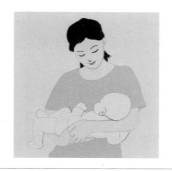

生育权是人的基本权利，医生有责任来守护

图给我，分享了人生又一大喜悦。

大城市里生活的女孩子们，健康观念深入人心，各项检查主动前置，在问题浮出水面之前便能获得咨询、探讨和解决方案。而基层的很多女同胞，无论在条件还是观念上都会相差不少。

前几年我下乡做两癌筛查的时候，一位 27 岁的蒙古族姑娘牧仁，已婚、未育，因为白带增多、有异味前来就诊。

妇科检查，外阴正常，阴道分泌物增多，宫颈柱状上皮外移，触血。宫体前位，正常大小，双侧附件正常。

我问牧仁，你做过两癌筛查没有？

牧仁说，啥是两癌筛查？

我马上为她取了 TCT/HPV 标本，并做白带常规检查。后者检查出炎症，为其开了外阴和阴道用药。

一周后，TCT 显示非典型鳞状细胞，HPV16（+）。

继续做阴道镜活检，病理报告：宫颈高级别病变 CIN2-3 累及腺体，需要做宫颈锥切手术。"CIN2-3 累及腺体"，是指宫颈癌前病变组织占据宫颈上皮的 2/3 以上，并且累及到腺体内的上皮。但是没有突破基底膜，并不是宫颈癌，是属于较严重的宫颈癌前病变。

我马上和牧仁及其家属沟通。牧仁平时经量较多，B 超提示内膜厚 2.5cm，初步诊断子宫内膜息肉 + 宫颈高度病变。需要在宫腔镜下进行内膜息肉切除 + 宫颈锥切手术。

一般来说，如果是宫颈 CIN2 来做宫颈锥形切除术，手术小，切除范围小，一般是不影响正常性生活与生育，2 个月以后宫颈基本能够恢复。如果因为宫颈 CIN3 原位癌切的，切的宫颈面积会大，对宫颈有一定损伤，这个情况下的锥形切除术是会影响生育的。

我为牧仁做的手术，保留了她的生育功能。

术后一个月复查，伤口愈合良好。

3 个月后，月经恢复正常。

复查 TCT 未见异常，HPV45(+)。

半年后牧仁给我打电话：我怀孕了，这孩子能要么？HPV 还是阳性呢！

我说，你的病变已经切除了，要是你一直健健康康开开心心地生活，可以暂时和 HPV 阳性共存，不会影响胎儿发育，留下吧！

为宫颈原位癌患者保留子宫

这些年来，我遇到多种不同病理状态和心理状态的女性。

我一方面需要做好医生认真看病、负责治疗的本职工作，另一方面则需要对患者有更多的观察并与其共情。在观察与共情上，我感触最深，自己这个相对木讷、不善言辞的人，也逐渐成长得懂得一些沟通的技巧，有时开些轻松的玩笑。

37 岁的海兰在拿到自己的检查报告时，已经默认自己此生与生育无缘了。

她进来后，脸灰灰的，递给我体检报告：TCT 非典型鳞状细胞，HPV18（+），其他均正常。

我说，做个妇检吧。海兰灰着脸配合我：宫颈光滑，病变内生型，阴道分泌物清洁度Ⅲ。

知识加油站

宫颈癌类型

1. 外生型：最常见癌灶向外生长，呈乳头状或菜花样，组织脆，触之易出血，常累及阴道；

2. 内生型：癌灶向子宫颈深部组织浸润，子宫颈表面光滑，或仅有柱状上皮异位，子宫颈肥大并呈桶状，常累及宫旁组织；

3. 溃疡型：上述两型癌组织继续发展合并感染坏死，脱落后形成溃疡或空洞似火山口状；

4. 颈管型：是指癌灶发生于子宫颈管内，常侵入子宫颈管和子宫峡部供血层，并会转移至盆腔淋巴结。

宫颈癌主要的组织学类型是鳞癌，腺癌次于鳞癌。

给海兰开了消炎药，预约阴道镜的时间。

海兰还是灰着脸说，最近很忙，你说吧。

我说，下周一？

海兰倒是在新的一周准时到达了。我也已经准备好了。

为海兰取膀胱截石位，窥器暴露宫颈消毒，局麻。用电烧环（LEEP 刀）切除宫颈内口处病变。取标本，止血。

知识加油站

什么是电烧环（LEEP 刀、利普刀）手术？

电烧环手术，就是利用电热圈环切手术，通过环形金属丝传导、高频交流电来切割病变的组织，它是治疗宫颈癌前病变的有效办法。出血少，手术的时间也比较短，对组织破坏也比较小。

在利普刀治疗中一般分两种方法：

◎一种是隐形带环状切除，就是将宫颈的移形带环状切除。

◎还有一种是宫颈锥形切除，在移形带切除的同时，包括切除足够高度的宫颈管组织。

术后送病理，汇报：宫颈原位癌，切除边缘组织均未见异常病变。

拿到病理时，海兰突然哇哇大哭。

我一时有些手足无措。

在之前接诊的印象中，海兰虽然有些臭脸，但看上去非常坚强、非常淡定，一副二话不说直接开干的样子。

我赶紧抱了下海兰：要哭就哭会儿，没事的。

海兰用难以辨识的哭腔说，果然就是癌啊，活该我这么老了没孩子啊，活该我可怜的老公啊，我太惨了……

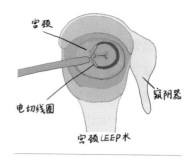

LEEP 刀手术常用来治疗宫颈癌前病变

我说，海兰，你是不是以为要切除子宫？

海兰说，嗯啊。

我说，海兰，你仔细看看，后面这一句！

海兰胡乱擦了擦眼睛，拿着病理一阵子乱看。

我赶忙说：你看这里！你得了宫颈原位癌，但是那天做阴道镜的时候就给你切除了，病历上写着边缘都是干净的，没有异常病变！你不需要再做手术，也不用切子宫！

海兰一脸的难以置信。

我说，这样，你把病理片借出来，去肿瘤医院或者协和医院的病理科去会诊吧！

海兰还真耿直，直接就借走片子去了协和。

当她归还片子的时候，见到我，尬笑着。

我说，海兰，一开始觉得你好酷啊，现在觉得你好质朴。

海兰掉着泪、搓着手，说了一堆有的没的。

我赶紧推荐她到生殖科室了，说，快去关心排卵问题吧，不过要留足修复时间！

海兰后来的复查结果很好。现如今她应该有了自己的宝宝。

说实话，海兰真的是比较幸运的。一个能成功保留子宫的患者，其手术切缘应该没有任何残留病变，且切缘距离其病灶至少要有 5mm。

宫颈癌有些复发转移的高危因素，都是通过病理检查发现的，例如：宫旁浸润、切缘阳性、淋巴结阳性、深肌层浸润、脉管受累，以及上面提到的特殊病理类型等。

例如有的患者肿块比较大，恰好在临界病灶 4cm，手术开进去之后，发现里面已经有很多转移病灶了。那时必须完全切除子宫，不能保留生育能力。

还有些患者在手术中发现有脉管的浸润，就有短期内复发转移的风险。通常在结果显示淋巴结已经转移时，就不能保留子宫了。也有部分患者在术中的病理切片显示淋巴结阴性，但术后病理诊断又报告阳性。此时，患者要做一个很艰难的决定，到底是二次手术，切除子宫，或辅助放疗，破坏生育力；还是冒险辅助化疗，完成生育，再继续治疗。

对于年龄大一些、已经有子女的患者，我们的选择会更为保守。

58 岁的查娜因为 4 年前宫颈高度病变，采用过与海兰相同的 LEEP 刀治疗术，复查发现 TCT 非典型鳞状细胞，HPV16（+）。病理汇报：宫颈高度病变 CIN2-3 累及腺体。

　　由于查娜已经做过一次手术，并且年龄偏大，有儿女且已绝经 8 年，况家住农村，日常医疗条件不充足、路途遥远，经与家属沟通，选择全子宫双附件切除术。

　　手术顺利。标本病理确认宫颈原位癌。

　　为查娜实施的是此情况下最合适的手术方案。强壮的查娜很快就出院了。

　　一个月后复查，伤口愈合良好。

　　一年后复查，HPV 转阴。

　　查娜觉得很开心，没有什么遗憾。

　　是的，在这一章还没形成题目的时候，我就在初稿中发现，写的几乎全是忧虑自己是否还能够生育的 HPV 患者。她们要么是疑惑于感染 HPV 后到底会不会危害生殖系统，要么是克服了对 HPV、癌症、恶变的恐惧后升腾起对生活的向往，多数未生育的育龄女性往往会向我提出这样的发问。

　　实际上，70 岁的我在观念上并非老古董，生育小孩，是一种权利而非义务，是一种选择而非牺牲。生命的完整度和生活的精彩度有很多种，完善的家庭结构是其中较好的一种。但是，我必须尽最大努力，帮助我的病人拥有生育的能力，拥有生育的选择权，拥有更多选择幸福的可能性。

　　我们对病征的感知，和我们对整个身体的感知是相互关联的。我们对整个身体的感知，与我们所处的社会环境、人情世故、自然生态是相互关联的。面对病痛的一瞬间，你可能几乎被它击垮；而迎面走来的那段路程，让你意识到你在拼命追求属于自己的美好人生。

我们对一朵花的感知，并非纯粹单单从对花的形状、颜色、大小等感官资讯而来，还包括我们对花的所有经验和印象的总和。我们描述一棵树，它的部分是树干、树枝、叶子、花朵或果实。但是当你看一整棵树的时候，你并没有意识到其中的部分，你意识到的是整个物体——它是一棵挺拔屹立的树。

偶然的机会我看到日本作家村上春树的一本关于跑步的书，这本书叫《当我谈跑步时，我谈些什么》，当我们谈论跑步时，其实谈论的是生活方式和观念，如何更好地应对生活，更好地去思考自己想要、需要和追逐的目的。

是的，当我在讲 HPV 的时候，我们在谈论什么？我们描述的是宫颈、癌症、病征，我们追求的却是：意识到生命的重要性，意识到生命质量对于生命的重要性，意识到呵护自己本身，不仅是件重要的事情，并且是件幸福的事情，这是我们对自己的最高关怀之所在。

"我想对大家说

夕阳虽然美丽

黄昏虽然美丽

但是眨眨眼便会变成过去

所以我们要把握分分秒秒"

在那最后一场演唱会上，梅艳芳用这句话和爱她的歌迷告别。

我用这句话也分享给美好的女士们，愿你带着健康和勇气，在生命的台阶上砥砺前行。

十二、

一位肿瘤患者的复杂手术诊疗

医生在手术前都会做哪些准备？

手术中遇到突发状况怎么办？

你所经历的最长的手术是多久？

我的学生曾经问过我，段老师，在您的从医经历中，哪样的手术最复杂？

我一时无语。细细想来，我似乎很少静下心来、往从前好好看一看，好好总结总结。

2021 年，我接受了《人物》《新京报》等报纸杂志的采访，感谢优秀的记者和编辑们，他们在轻松的氛围中帮助我开启了话题，同时也开启了记忆，开启了我这大半生中难得的一些回顾性总结。

《新京报》的记者问了我几个问题：

1. 抛开年龄，你觉得一个人正值青春的标准是什么？

"青春没有标准，健康是最好的青春。"

2. 如果没有做现在的职业，你现在最有可能做什么？

"没有想太多。不走这条路，就走那条路，没有太大不同。年轻时候我从护士考上的大学，我那个年代走出来的年轻人，有工作就很满足。"

3. 与 18 岁时的自己相比，你身上发生的最大变化是什么？

"外表的变化是最容易察觉的，内心的成长是悄然而至的。最大的变化可能还是内心，能够对生活和工作中面对的人有更多的体察和默契。"

4. 18 岁时想得到的是什么？现在得到了吗？

"18 岁太遥远了，记不清了。现在怕的是很多事情做不完，体力精力都不够。"

5. 如果回到 18 岁，你最想对自己说的一句话是什么？

"年轻真好，珍惜吧。"

现在想来，这些问题很大，又很真实。我用有限的词汇量描述着内心真实的想法，也相信只要是真心实意就有力量。

说到这里，我依然想不起来，究竟哪场手术最为复杂、哪个瞬间最为惊心动魄。我从发黄的手册中找到一些记忆。我选择了一个人，而不是一个案例。我接诊她、治疗她、与她沟通，陪伴她走过较长一段时间。我想，就这么写一写一位肿瘤患者的治疗经过，以"人"为单位，以整个过程的心理和实践活动，来和大家分享。

她被诊断为癌症晚期

那是一个冬天。当时我还在内蒙古医院工作，遇到一名患者冬梅。

她 41 岁，汉族，职业女性，有一个 12 岁孩子，身高 160cm 左右，体重 70kg。

因为近几个月阴道总出现血性分泌物，房事后血量增多，这几天腹部胀痛得厉害，就来医院找我了。

进行妇科检查时，可见外阴有血性分泌物，阴道畅，宫颈口略开，可见息肉样赘生物 5cm×3cm×3.5cm，从宫颈口突出，子宫体及双侧附件触诊不满意。用手触摸腹部，肿胀并压痛。

病理和 B 超显示：TCT 可见异常细胞，HPV18（＋），宫颈腺癌。子宫正常大小，腹腔大量腹水，内膜厚 1.8cm，右侧卵巢肿大 18cm 囊实性，左侧卵巢肿大 16cm 囊实性。瘤体可见血管，抽腹水送病理，可见癌细胞。血 CA125 升高。

初步诊断：宫颈腺癌，双侧卵巢癌晚期。

我找来家属谈话，交代病情：建议你们带冬梅到中国医科院肿瘤医院治疗。因为冬梅年轻，是个职业女性，你们家庭条件也不错，有条件去大医院治病。

家属们在震惊之余，慢慢消化着冬梅的病情、考虑我的建议说，我们考虑考虑行么？

我说，行，你们留下我的电话，无论如何都告诉我一下。

几天后，冬梅和家属来到医院。见到我，第一句话就说，段医生，我们哪儿也不去，就在你们医院治。

见我有些犹疑，刚刚经历了巨大心理调节的冬梅却坐到我面前，娓娓道来：段医生，我听说过你，前两年你们做筛查的时候，就听人说过了。我大姐以前就来过，说一开始特别羞臊，后来知道有很多妇女都查出来有病变，这才慌了神。我知道你在大城市学了很多，知道你给某某、某某治好了，还知道你跑去给不肯复查的某某做工作……

冬梅对我的从业经历如数家珍。

我倒是羞臊得不行，也对她及其家属的信任倍感感激，冬梅的情况的确刻不容缓，我立刻开单子将其收治入院。

接下来做了各项化验检查，排除了肝、脾、心、肺、肾病变，并请了外科、麻醉科会诊，做好术前的一切准备，包括胃肠道术前准备以及配血。

手术方案：全子宫双附件、盆腹腔淋巴结清除术。

手术前一天，向家属交代病情、签字。那个夜晚，天空星斗遍布，空气干燥，我洗了把脸，把自己洗得清醒无比，我在脑中一遍一遍分析病情，一遍一遍预演着可能出现的情况，包括并发症。

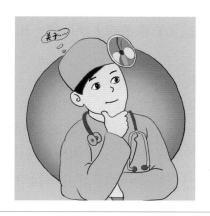

医务人员的思想准备也是一项必要的术前准备

关于手术的必要性

冬梅所患双侧卵巢恶性肿瘤、宫颈腺癌，我对其采取综合治疗，但最基本、最重要的治疗，仍然是手术切除。针对早期患者，单纯手术切除肿瘤即可治愈；对于晚期患者，缩小肿瘤体积可以缓解症状，并为化疗、放疗以及免疫治疗等打下基础。采取手术方式还可以明确诊断，确定临床分期和组织类型，对以后选择化疗等提供可靠依据。

关于手术原则

已故的我国著名肿瘤专家吴葆桢医生曾说，"卵巢癌手术的最严重失误，是放弃手术的努力"。应打破传统外科手术原则，即转移与扩散不构成切除的禁忌症。卵巢癌的手术，实际是盆腹腔广泛转移瘤切除手术，局限于卵巢的病例不到30%。所以从现代妇科肿瘤学的观点出发，卵巢癌的手术选择几乎不应受到什么限制。但是这种手术范围往往比较大，复发几率往往比较高，因而有很多病人难以接受和耐受这种级别的手术。

关于手术方法

应尽可能切除肉眼可见的一切肿瘤和转移灶，使残留的肿瘤在1—2cm以下。这就是已被熟悉的"肿瘤细胞减灭术"：比较大的肿瘤或肿瘤产生一些明显的压迫症状、无法完全切除肿瘤、通过切除部分肿瘤减轻症状，减轻瘤负荷的手术。它是一种姑息的手术，但它同时是一种最大限度划止安全边界的手术。

为此，手术者要有锲而不舍的谨慎和决心，切除癌瘤以及必要的器官组织，如肠切除、部分膀胱或全膀胱切除、肝切除、半盆腔或全盆腔挖出术等。临床资料中也表明，术后残余的瘤组织越少，治疗效果越好。国外报告有提供数据，388例 II 期的病人，45 例残余瘤直径 <2cm，5 年生存率 31%；343 例残余瘤直径 >2cm，5 年生存率仅 2.6%。

关于肠道转移

卵巢癌肠转移是要突出关注和解决的问题。一是因为肠转移的发生率高达 30% 以上，二是肠转移极易引起肠梗阻，是晚期卵巢癌多发癌的特征，也是死亡的主要原因。以往，对肠道转移往往采取姑息的态度，已然不可取。据统计，不切除肠道转移病灶，1 年内死亡率高达 40%—50%，而切除后可明显提高生存率，死亡率降到 10%。此外，多数妇科医生对肠道手术不够熟悉，如果没有妥善处理，会导致术后并发症发生率高。

虽然我已经有不少妇科癌症转移的手术经验，但依然提醒自己，万万不要大意。用现在年轻人的话来说，多多"脑补"，越细越好。

卵巢癌的肠道转移主要是大肠（乙状结肠、横结肠和直肠）、小肠及肠系膜，小肠的转移常为多性小结节，比较浅表，这种结节较容易从肠壁上剥离。但若数目过多或呈漫状颗粒，则无法切净，需要化疗解决。如果肿块大、累及深，或严重黏连，这种情况多发于大肠，特别是乙状结肠 - 直肠，应考虑选择部分肠管切除及吻合术。术者倘若追求肠管的完整性，姑息于剥离或修补，残余癌灶极易东山再起，引起肠梗阻。如果发生这种情况，不如完整切除肿物，包括部分肠管切除更为有利。如果切除肠管过多或部位过低，估计勉强吻合后，愈合的可能性较小，应果断选择"造瘘术"。应用直肠吻合器，可使较低部位的乙状结肠 - 直肠得以吻合，而免除造假肛之苦并提高生存率。此外，还有一种肠转移类型是整个肠管呈广泛癌细胞浸润，肠管僵直、变形，蠕动减弱，肠系膜缩短甚至消失，形如"麻花"，这类病变显然无法手术，所幸相当少见。

知识加油站

什么是肠道造瘘术？

　　在外科属于较为常见的肠外置的手术方式，在手术过程当中对肠管做局部切除，切除后由于种种原因不能进行吻合，肠子需要在腹壁上引出，这样的过程即为肠道造瘘手术。肠道内有肠内容物通过，如果不吻合，肠内容物可以通过造瘘口引到体外。

　　◎在急诊情况下，包括肠梗阻，如结肠梗阻、左半结肠梗阻等，局部切除后下肠壁水肿非常明显、肠管增厚，此时进行吻合相比于肠瘘的风险较高，可以在腹壁处进行造瘘，将肠内容物引到体外。后期病人肠胃功能恢复，也不存在水肿，可以尝试做造口还纳。除此之外，直肠癌手术时，如果肿瘤位置较低，没有办法保留肛门，也需要做肠造口手术。

　　◎在卵巢癌肠转移手术中，也常常会使用造瘘术，但须在不能使用吻合术的前提下选择，避免为病人造成身体上的不便和生活质量的下降。

　　最为棘手的情况是伴有肠梗阻的晚期病例，最易在开腹时引起肠损伤和肠瘘，有时梗阻的部位是多发的，手术非常困难。此外在晚期卵巢癌中，只有大肠梗阻而无小肠梗阻的情况比较少见，因此，在进行结肠手术时，必须先将小肠检查清楚。

关于腹膜后淋巴清除问题

　　淋巴转移，这个词大家都熟悉，它也是卵巢恶性肿瘤扩散的重要途径，总的转移率在50%—60%，几乎有相等的机会向盆腔及腹主动脉旁淋巴结转移。淋巴转移对全身化疗和腹腔化疗无明显反应，手术消除是主要方法，也是卵巢癌细胞减灭术最重要的组成部分。手术方法与一般宫颈癌症根治术之淋巴结切除相同，但因腹主动脉旁淋巴结的阳性率很高，所以手术时最好把包括肠系膜下动脉分支下的一段淋巴结清除。亦有学者主张，淋巴结切除上界要达到肾动脉水平，其手术难度可想而知，具备相当高超技术者不妨考虑。

同时的必要认知是，I 期卵巢癌也有 10%—20% 的淋巴结转移，在恶性生殖细胞肿瘤、甚至在盆腹腔没有任何转移扩散迹象时，已有了腹主动脉旁淋巴结转移，我们称之为"沉静转移"。因此，对早期卵巢癌亦实行常规淋巴结清除术是常见的。术前淋巴造影可以提供转移的估价，并提高清除术的主动性和彻底性。

……

也许是"脑补"到这里，也许还补了更多，最后我迷迷糊糊进入梦乡。

三个半小时的手术

第二天醒来，我骑自行车到医院办公室。路上清风凛冽，我喜欢这一是一、二是二、四季分明的天气，能感到一呼一吸的真实，能感到大脑皮层的活跃。八点半，冬梅已被接到手术室。看得出来，冬梅休息得并不好，但她和家属表现得十分平静。我想，很多的可能性、很多的生命的张力，就在这些平静和期待之间发生。

我跟冬梅说：咱们开始吧！

麻醉师开始工作了。我给外科主任打了个电话，说，前两天请您会诊的病人，我现在开始为她手术了。

主任说，我今天也在手术室，有事你喊我！

手术开始了。取下腹部正中切口，切开腹壁到腹膜，再切一小口，可见大量腹水流出。用吸引管边吸收边切开腹膜层探查，腹腔左侧稍有黏连。

分离黏连后探查，右卵巢肿大，表面呈紫褐色，有少量渗出，表面光滑，无黏连，直径18cm；左侧卵巢肿大约16cm，表面呈紫褐色，活动差，与左侧腹膜及乙状结肠黏连，子宫体正常大小。

分离黏连，切除大网膜。仔细探查，再次分离左侧黏连，发现：左卵巢与乙状结肠并不是黏连，是侵蚀！我让巡回护士到隔壁手术间叫外科主任来看一下，我需要智力与经验的帮助与确认，审慎评估手术方案。

外科主任问我，你估计侵蚀范围有多大？

我说，感觉是超过2cm了，必须进行肠管肿瘤切除了。

主任说，你先做你该切除的肿瘤，等一会儿，我过来做肠切除！

我小心地分离卵巢肿瘤侵蚀乙状结肠处，半小时后，终于分离开了。分离部位粗糙、增厚、变硬，好在乙状结肠管和卵巢肿瘤膜没有破裂，长舒一口气，继续。

我准备进行全子宫双附件切除术。因患者双侧卵巢肿瘤，不能同时取出腹腔，只好先选择切除左侧附件，高位结扎左侧卵巢血管。

切除左附件卵巢肿瘤，取出标本，然后再切除右附件肿瘤及全子宫，取出标本后，行盆腹腔淋巴切除术。缝扎止血，冲洗盆腹腔，包埋缝合后覆膜。

外科主任此刻及时赶来了。他在另一个手术室做的是胃癌切除术，手术顺利完成。

他娴熟地刷手、换衣、戴无菌手套上台，经过检查后，告诉我：乙状结肠侵蚀已超过 3cm，如果不做切除，可能两个月后就会肠梗阻，病灶扩散。不过还好，患者的侵蚀病灶比较靠上，可以选择部分肠管切除及吻合术。

听到"可以部分切除，可以吻合术"时，我非常欣慰，心中又有一块石头落地：这样，冬梅就不用做肠道造瘘术了！就免除了很多的痛苦！

主任的手术技能非常高超，很快切除了侵蚀的肠管，并做好了肠道断端吻合术。我在一旁边辅助、边观察、边学习，心中持续升腾着钦佩：我也好想多会一些别的科室的手术啊！

主任再次检查时，我说，双侧卵巢癌，常规要切除阑尾，您看是不是帮我把阑尾切掉。

主任说，可以，咱们按照指南来，减少复发率为要！

话音刚落，阑尾顺利切除。

缝扎冲洗后，再次检查腹腔脏器，看看还有没有转移灶，再三确认未见异常，便放置引流管，关腹。

手术顺利结束。加上外科主任的帮助，总用时三个半小时。

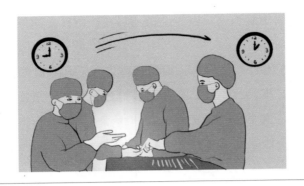

难度大的手术，往往需要几个小时甚至十几个小时

实际上，如同上述手术一样，多个科室共同会诊，医生融会贯通多种门类知识，在不同手术室偶尔相互协作，是非常常见的。我期望读者能理解医生们真实的工作状态、手术状态，消除一些不必要的误会。

我曾经看到一篇小文章，说有一个患者，手术排到了最后一台。患者坚决不同意，并称"在网上查了，大家都说早上做手术最好。而且我们找大师给我算过了，早上9点做手术是最好的"。

实际上，这很多时候是患者的想象。无论是第几台手术，医生都会全力以赴。如果好几台手术，医生们会遵循相应的规则来安排手术，比如：老人和小孩排在前面，他们耐受力较差，特别是一些糖尿病和身体虚弱的患者，有可能会出现低血糖；清洁手术排前面，污染手术放后面；有传染病的病人排后面；复杂手术一般排前面，也有医生会根据精力安排来做其他调整。

总之，手术的指南是精要的，手术过程是复杂的；手术时间是不能完全确定的，但医生在手术台上必须争分夺秒。

我想起网上的一则短文：

一位著名的心脏手术医生的摩托车坏了，送到修理部经过检查是引擎坏了，修理工熟练地把引擎拆下来修好又装上，对医生说："引擎就是摩托车的心脏，我们都是修理心脏的，可是收入的差距为什么这么大？"医生想了想对修理工说："你试试在不熄火的情况下修它。"

积极应对成为医生和患者的共识

冬梅术后，我跟家属交代病情，让他们看了标本。家属非常害怕：真吓人啊，那肚子里的肿瘤还会不会长大？还会不会复发？

我说，目前看到的病变已经全部切除了。至于以后会不会复发，需要你们和冬梅一起努力。

术后病理诊断：宫颈、子宫内膜腺癌、双侧卵巢黏液性囊腺癌、乙状结肠转移腺癌、阑尾炎、淋巴转移。

手术后的冬梅一直在均匀的呼吸中沉睡，这可把家属急坏了，急急忙忙找到我。

那天的午饭我没顾上吃，正想悄摸地来一块饼干，见家属着急，把饼干往口袋里一塞就跟着跑去了病房。

看监测器、血压、脉搏、心率等都正常，护士们也汇报一切正常，我跟家属说，冬梅手术时间比较长，给的麻醉还没代谢掉，她现在正在努力代谢、努力恢复呢，只不过身体在工作，大脑在休息。她过会儿就会醒来的。

一般而言，现代麻醉药物的特性已经可以让患者在手术结束后很快就能醒来。但是仍然会有很多原因，会导致患者在手术结束后不能恢复到理想的意识水平，如果患者在半个小时之后还没有苏醒，可能是机体内的麻醉药物没有被完全代谢，仍旧存在麻醉效果，不必过于担心。如果时间在90分钟以上，则被称为术后苏醒延迟。出现意识恢复慢的原因多种多样，需要辩证分析，可能跟手术的时间、手术的种类以及患者的自身情况有关。

我虽然心中有数，但也免不了着急，一方面因为家属紧皱的眉头，一方面担心有什么掌握之外的情况。但无论如何，此刻须安抚家属，给他们信心，化解他们的焦虑。

又过了两个小时，我再次去病房看冬梅，看到外科主任也来了。

他说：这么复杂的手术，病人需要恢复一段时间，咱们一起和家属把注意事项再说详细一些。

我说，谢谢主任！

这时，身后传来一声"谢谢你们啊"。

回头一看，说话的竟然是冬梅。

冬梅说，我好像醒了一段时间了，觉得累，好像又睡着了，这会儿可能是真醒了。

我说，冬梅，你不用强打精神，想说话就说话，累就闭上眼睛听我说，你的手术很顺利，已经把病灶都切掉了，接下来看你的了，你要保持好心情，提高免疫力，不能担心这、担心那的，还有，我们和你爱人都交代好了啊，第一是你排气后才能吃东西，二是体力恢复了就能下床活动，三是引流管、导尿管那些我们医生护士会负责按时拔掉的。你要是想起来什么问题，随时喊我啊。

冬梅似乎又睡着了，她的爱人一边听一边使劲记着。

郎景和院士曾经说过，人文关怀是癌症患者的一服良药。病人首先是一个活生生的人，而非一个病灶、一个肿瘤，哪怕他的肿瘤已经全身转移，医生应该首先关注的是这个"人"：这个人对自己所患疾病的心理感受，他的"肉身"正在经受的折磨，他与常人不同的精神需求，而不能把他看成是一个"肿瘤的载体"。

临床上，癌症患者分为早期患者和晚期患者，治疗原则分别为"治愈性治疗"和"姑息性治疗"，人文关怀在各类癌症患者中都至关重要。

从科学角度讲，癌症的治疗是攻克难题；从人文角度讲，病人需要的是专业、专注、耐心、关心和信心。确诊癌症时，病人感觉自己是"在悬崖上抓着一根稻草"，非常无助、恐惧甚至绝望。医护的人文关怀，会将病人心里的"稻草"转化为"永远拉不断的钢筋"，给予患者安全、安心和希望。

人文关怀，就像黑暗中的一把火，照亮癌症患者心里的恐惧，就像寒风呼啸中挡风的墙，守护患者播种下生活的希望。

手术72小时后，冬梅下床活动，排气进食，引流管、导尿

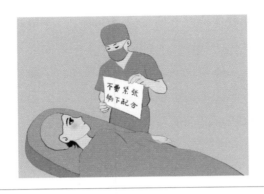

医生们会用很多方法使病人平静对待手术

管拔掉，体温恢复正常。我和外科主任每天都会来看她，有时会在同一时间遇到。

很快的，冬梅排便也正常了，我们都更安心了。

一周后，冬梅恢复得很好，伤口拆线后愈合良好，大小便正常，活动自如。当她问到自己是不是不用化疗了时，我只能实事求是地告诉她：必须要化疗。

我看到冬梅有些面露愁苦了，赶紧说：你选择第一手术方案是非常正确的，手术也非常成功，你已经跑赢了这场战斗的大半场。但是，卵巢癌晚期复发率是很高的，手术中残存的癌细胞还在你的身体里游荡，不知道什么时候就长出来了。所以，我给你一个任务，抓紧时间调理好自己的身体，让强健的身体承担起下一项化疗的战斗。

冬梅的斗志被点燃，说，我得完成这项任务！

两周后，身体恢复良好的冬梅开始接受第一疗程的化疗。

不容易，接受化疗后，冬梅出现恶心、呕吐等不适感，经对症治疗有所好转。

第一疗程结束后，冬梅身上的不适症状消失，出院回家休息。

三周后，开始第二阶段的化疗。

这一阶段，总共需要6—8个疗程。

关于化疗，在前面的章节中我提到很多次了，也在非常多的癌症案例中使用了化疗的方案。有时候来看各个化疗中的病人，心中也不是滋味。我记得有个乐观的小女孩跟我说："医生阿姨，你看我眉毛也掉了，我的头好像一颗鸡蛋啊。"我忍着嘴角的一酸，接着打趣说："要不要咱们画几个新的眉型？"

实际上，由于放疗、化疗的各种副作用及其带来的痛苦，也由于的确很多晚期癌症患者即使放化疗也失去了生存的机会，网络上便有着各种质疑的声音，比如"放疗是射线照射导致局部坏死不可逆转，化疗是急性中毒，靶向是慢性中毒"。

我并不是个"化疗主义者"，但客观地说，病人即使化疗六次，存活的几率也是非常大的。在接受治疗的时候，病人一定要抱有信心，虽然化疗对人体副作用很大，但是不会致死，如果会出现这种情况，医生也不会要求病人去做化疗，虽然化疗次数比较多、也比较痛苦，但如果能在最后一次化疗中去除大部分癌细胞，化疗就是有价值的。

综上，我们主张的是化疗的及时、足量、规范。

我们所反对的是所谓"生命不息，化疗不止"。

我们所思考的，生活质量和生命长度之间如若产生重大矛盾，该如何抉择。这属于价值医学的范畴，但属实是我们每个医生所应该严肃对待的。

冬梅的表现超乎我的预料。第一次化疗结束出院后，她就回去上班了。以后的每次化疗出院后，精神稍一恢复，就去工作了。

每次看到她，我都很难相信这是一位全子宫双附件淋巴结摘除手术后不久的女子。我想，她获得了、或者说创造了一种平衡，在自己的身体、家庭、生活和工作之间，在身体内部的翻江倒海和营养平衡、精神平稳、免疫提高之间。

第六个化疗疗程结束后，冬梅抱着我说，我觉得我赢了。

半年后复查，冬梅身体非常健康，未见任何异常。

因为冬梅的病情复发率高，我一直和她保持着联系。三年后我调到北京同仁医院工作后，她但凡来北京出差，都会来看看我。我会在她差不多该体检的时候，提醒她做一下检查。

到目前，冬梅一切都好。真是美好。

这就是一件"肿瘤患者的诊疗"前后的故事。就像是生活本身没有那么惊心动魄，除非它发生在自己身上。在大家眼里，

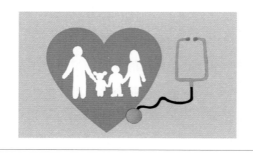

让医生这个职业充满温度和爱心

它可能没那么特别、也没那么复杂，它就像别的故事一样，时时刻刻发生在我们身边。

　　但是，每次想到她们、看到她们，或者想到那些再也见不到的她们，我都会反复咀嚼着人应要互相关怀、人生应自行珍重的要义。

十三、

一场 70 分钟的聊天

怎么看待病患不信任医生的现象？

为什么我去看病医生总说我没病？

哪个细节让你觉得一个医生或一所医院值得信任？

在这本书的成书过程中，我开始慢慢回想自己 50 多年的工作经历。记忆就像一道天上的银河，你抬头时是看不见的，但在你抬起头的同时闭上眼睛，就在脑海中看见了。在这条银河里，我捕捉过去遗忘的细节，把它们重新排列成一个个星座，一颗颗星辰。

这条属于我记忆的银河里，有 50 多万颗星辰，她们是这 50 多年来，我接诊过的患者。有一些只是匆匆一面，诊疗痊愈，再无交集；有一些长期陪伴，一起走过了好长好长的旅程；有一些在多年后辗转见面，互道问候，各自平安。有一些成为消逝的流星，匆匆划过的轨迹是一个一个曾经鲜活的证明。

我自己，是这条银河里旋转的尘埃，吃力地让自己变得更大一些、更强一些，去搞清楚我是谁，去弄明白该怎么做，去守护更多的星辰。

现在想来，似乎应该这么说，与其说我在学习如何守护她们，不如说我从她们身上、她们的故事中学习了更多。

在 2008 年调到北京工作之前，我大量的工作时间和工作场所都在地方医院。城市中长大的孩子们可能难以想象，那些地方尤其是从牧区前来的病人，是那么的淳朴，甚至有时有些木讷。她们往往是没有体检观念和定时体检习惯的人，她们往往是身体不适到了极点才前来医院的人，她们往往是医生说什么都听、医生说怎么办就怎么办的人。有些时候，我会因为小病拖成大病、大病拖成晚期的病患，因为想回去放羊放牛而拒绝住院的病患，因为路途遥远而放弃长期买药的病患，急得、气得掉下泪来。有的时候，我用尽全力边写边画边叮嘱，病人连连点头，而我发现她其实没听懂，我不得不用命令语气让其叫儿女来、叫爱人或者亲戚来，我说给他们听，说明白为止。有时因为其他项目到基层卫生所义诊的时候，我会提前拉好单子，想办法找到那些明明说好了得定期复查、却一直未曾前来的患者们。

与此反差比较大的是，大城市的患者们，往往有知识、有文化，有良好的获取信息的渠道，有着各种融会贯通的本领，她们往往会有更及时的体检、更便捷的用药、更多的自我重视、更多的疑窦和更多的问题，她们会在身体出现风吹草动的时候及时前来，有些时候会与医生交流沟通很久，也有些时候会产生质疑并

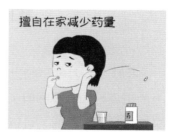

一些患者自行的做法让医生很苦恼

针锋相对。她们的表现更为个性化，有时候也更为多愁善感。

一开始，我并不十分习惯。了解我的人都知道，"木讷""不善言辞"几乎是我的代名词。面对患者，问询病情，进行检查，准确沟通，开出药方，是我多年来的工作日常。而在面对一些连珠炮式的提问时，我一时想不好该从哪几个角度回答。这些提问包罗万象，不仅包括患者病征的，还有心理的、家庭的、工作的，甚至无厘头的。"我都来月经了，怎么可能是宫外孕，这个不对""我怀疑这孩子不是我的，看这个胎记我就知道抱错了""这个药为什么是免费给的，里面到底是什么坑，你们被

制药机构绑架了"……有时候，面对一些令人啼笑皆非的问题，倒是还好。但更多时候，我看到了大城市女性的聪慧伴随着工作生活中的压力和焦虑。她们来到医院，带着病痛也带着迷茫和孤独，寻求的是身体的健康和心灵的慰藉。慢慢地，我习惯了让我的语言和情感外溢一些，让那些尊重、耐心和共情能够随着医学关键词传递给对方。

疲倦而焦虑的她

2022 年 3 月的一个上午，我正在出门诊。有位挂了第二位号的患者秋云，我呼叫了几次，一直没有到位。一般来说，有事情错过医生呼叫，可以到导诊台进行二次报到排号，也可以在恰当的时候到门诊室来和医生说明一下情况，都能得到妥善的安排。我并没有多想，继续接诊下一位患者。

上午的患者看完了，看看表，已经过了 12 点。我想到了二号，便又进行呼叫，还是没有回应。我想，我还是先把午饭吃了吧。

结果，刚出门就碰上了秋云。

她盯着我：多喊几次难道就会累着你吗？呼叫一两声谁能听得见？

我被噎了一下，想解释医院的呼叫规则，但是又觉得不能跑题，就赶紧跟秋云说：快进来吧，说说怎么了。

秋云还是不依不饶：

"我明明就坐在门口椅子上，也没打电话也没睡，你们怎么搞的！"

"你们医生就是上杆子，快看快走，好给医院挣钱呢！"

"我跟你说，现在医患矛盾是很尖锐的，就是因为你们医生不以病人为中心！"

......

我本来想让秋云发发牢骚、出出心中的怨气，毕竟她等候了快一个上午，但是见这话题跑得太偏了，便急刹车："秋云，你要是饿，我就请你吃饭，要是还不饿，咱们就坐下聊聊身体怎么了，好不好？"

秋云虽然一屁股坐在椅子上，但还是沉浸在自己的情绪中："我都不想说了，这病都不想看了。"

还好，秋云只是一时上火，并没有一直揪住一个话题不放。絮絮叨叨了一会儿，她见我不怎么言语，也流露出非常抱歉的神情，还是很"义气"地说"要吃饭也不用你请，我请就行"。

我说，"那咱们先聊聊再定？"

秋云点头，"嗯"了一声。

秋云这一年刚好 50 周岁，近期因月经不调，一周前在外院做了宫腔镜手术，现在依然在流血。她严重怀疑手术没有做好，也不信任原来的主治医生，就换了医院就诊。

我问秋云："你做的手术具体是什么？有没有带病例？术前诊断是什么？"

秋云又焦躁了起来："我要是什么都知道，找你们做什么？""我告诉你，就是因为以前那些误诊，我才没带病例来，要不然就会误导了你。你得重新查一遍。""医生就是医医相护，跟官官相护一样，我跟你说，你就别怕跟我说实话。"

我对秋云的情况有了点初步判断，但是更明显的判断是，秋云有点陷入了偏执。

而这种偏执，来自于她内心的焦虑和不安。

更要命的是，要是依我从前木讷的性格和笨拙的表达，估计会是"大眼瞪小眼"地尴尬一阵子。

我平静了一下，观察秋云。她衣着朴素得体，面部略有憔悴，单肩挎包里折着一个小册子，我猜应该就是她的病例。当时我注意到，秋云是一个人前来的。

我想，也许秋云心里有委屈，就是想说说话吧。

于是我重启了话题：

"秋云，你怎么是一个人来看病的，过来方便么？是家人今天有事么，还是你工作太忙了抽空来的？你一个人跑来，也没有人帮你听着呼叫，这也怪我，我就是应该叫助手再出去帮我看一看的，真的对不起。"

可能我的反应出乎秋云的意料，她反倒有些局促起来。

秋云的家，安顿在顺义的一个别墅区，一个来小时的车程对她来说并不算远。但是她丈夫平日工作极为忙碌，孩子在国外读书，自己本来干着一家私企的行政工作，但是身体和精神都不太好，于是辞掉了工作赋闲在家，和一只十多岁的猫咪相互陪伴。

我最近看到一个东西，网上说，城里的人、尤其是年轻人，自创了个"孤独等级表"。说，第一级是一个人去逛超市；第二级是一个人去快餐厅；第三级是一个人去咖啡厅；第四级是一个人去看电影；第五级是一个人吃火锅；第六级是一个人去KTV；第七级是一个人去看海；第八级是一个人去游乐园；第九级是一个人搬家；第十级是一个人做手术（看病）。

放到今天来看，"一个人看病"面临的可能不仅仅是情绪问题，还有更多现实问题：

比如，第七次全国人口普查显示，我国 60 岁及以上人口为 2.6402 亿人，占总人口的将近五分之一（18.70%），目前，国内已经有 149 个城市进入深度老龄化社会。那么，"父母老了，年轻人在别的城市打工，谁带老人看病？"

再比如，根据民政部的预计，2021 年我国独居单身成年人口大概是 9200 万，"一个人生活"是许多年轻人的常态，然而根据医院的规定，在大部分有创检查和手术之前，都必须有患者和家属共同签字，否则不能做。

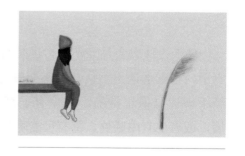

据说，孤独也是一种"病"

网上的这个"孤独等级表"不见得准确，但其反映的是大城市中人们的真实处境和困惑。

秋云主动聊起来上次的手术，说，"我就觉得月经不调是个毛病，但不至于做手术，这下子好了，把我的身体破坏了。我来你这里，就是想听听真话，这手术是不是该做，我这症候什么时候才能好。"

我怕伤到秋云的自尊心，就没有问她包包里是否装着过往病例。我从头开启了科普模式，讲述了什么是宫腔镜手术。

 知识小贴士

> 宫腔镜手术是非常常见的小手术，能治疗很多种妇科疾病，比如说，可以改善月经稀少等多种月经不调症状，而且可以治疗子宫异常出血、子宫肌瘤等子宫疾病，很多时候对于不孕症也会起到较为显著的疗效。在宫腔镜下，无论做什么手术，一周内有少量的出血都是正常的。因为你的子宫内膜需要修复，需要一段时间的休养生息，才能恢复到应有的厚度和健康度。

至于为什么会月经不调，也是有很多原因的。你看，你50岁了，不管承认不承认，更年期就这么来临了，这时候出现月经不规律是很正常的。要是有子宫内膜息肉、黏膜下子宫肌瘤，或者患有内膜癌，都有可能引起子宫不规律出血。

我告诉秋云，我相信上一位医生为其进行了对症的治疗，包括宫腔镜手术。"现在你觉得有哪里不对的问题，都可以问我，越细越好。"

其实，"相信"是个很简单的词汇，但是做到却是不容易的。

关于"不相信医生的心态是什么样的"，我在问答社区看到一些问答，深有同感。

一位医生说，"这类就医人群，有自己的主见，通过各种途径了解过很多医学方面的信息和事件，他们觉得自己的想法是对的，却又不具备足够的医学知识，或者只知道表面的现象，并不知道导致表面现象的背后机制与理论。我们当医生的，需要学会接纳这种现象。"

还有一名医生，用销售现象进行了比喻："销售员在介绍产品时，第一种心态：购买者会以主动的心态抵触，做出防御状态，具体心理活动就是他想赚我的钱，他想欺骗我，他推销产品肯定有不可告人的目的，甚至是残次品，以次充好，这个破东西卖这么贵？我在别的地方看到的比这个便宜。我才不会上你的当！第二种心态：觉得产品还不错，自己也确实用得上，符合自己的需要，自己对这个销售说的话、报的价也非常认可，最终成交。不相信医生的患者，往往属于第一种。他们心里有一套自己的认知理论。"

事实上，在患者表现出不信任时，大多是源于内心的不安全感。人的心理是普遍脆弱的，你、我、他都一样。所以，我们才会去依赖一些东西，比如科学，比如亲密的人，比如专业人士，或者网络信息。

说到医生失信于患者，大家往往想到的是医生的误诊或者过度用药、过度治疗。尤其是误诊，它永远是有一个概率的。公众对治疗有一个错误的观念，以为医院和医生总是能把病治好，没有治好就是误治。其实不然，治疗并不总是意味着治愈某种疾病，有时候意味着体恤关爱、减轻痛苦。所以，更多往往体现在医生对患者的关照程度不够。

这种情况常见于病患特别多的医生。有的是没有足够的时间去解释疾病，有的是知识结构难以向下兼容，这要求医生的知识面非常广博，又能有良好的语言组织能力，但这个确实是有些超纲。

看了媒体传播的医学知识，再加上有很多误诊、漏诊的案例，换着对比到自己的症状上，认为自己得了 A 病，但医生说是 B 病或者没有病，问原因又没有时间讲，于是一些患者就宁愿相信他人也不愿相信医生。

与秋云交谈期间，她出去了一会儿，再进门时，拿着自己的过往病例。我没有点破，直接翻看了起来。

秋云身体的基本情况良好，与我判断的没错，她做的是比较常规的宫腔镜内膜切除术。子宫内膜切除术可有效地去除增生的子宫内膜，起到止血作用。适用于无生育要求，久治无效的异常子宫出血，子宫内膜增生时间过长，导致月经过多，出现严重的贫血，且患者又不想切除子宫者。手术后，患者会出现不同程度和时间长短不等的阴道流血和流水，经抗菌素止血药物治疗均能改善。一般来说，在术后 1 月、3 月进行 B 超复查即可。

对病情的交代很顺利，秋云的领悟能力很强，在平静的情况下情商也很高。她意识到了是自己的焦虑不安导致了一系列莽撞的行为，也觉察到了我的善意，相信了我。

她说："看来，我这个问题，根源还是年龄到了。"

还记得我在本书第八章的标题吗？"更年期是岁月长河捎来

的礼物"。我把这句话送给了秋云。

秋云受过很好的教育，她说，已经读过很多关于更年期的文章和书籍了。有些时候，心里也知道怎么回事，但就是爱发脾气、爱心灰意冷，看什么都不顺眼。在秋云的家庭世界里，她思念着女儿，但远在海外的孩子总让人揪心，她关心着丈夫，但是丈夫忙也不好、在家闲着也不对、说几句话都觉得呛人，觉得丈夫不够关心自己。秋云还面临着即将到来的正式退休，以前在单位当过领导，也当过业务骨干，但就觉得单位的关系越来越复杂、自己越来越不喜欢了。现在赋闲，想找点事干，去老年大学吧，年龄小了点，内容无聊了点，去跳广场舞吧，也就是待一会儿就厌倦了，想学做几样菜吧，提上袋子一出门就觉得没力气，恨不得坐在地上哭一场。

我能深深感受到，秋云的心很累。

我说，秋云，有两件事，可能需要你尝试一下：

第一，试着明确家庭中的界限。把女儿、丈夫应该负的责任、应该做的事情，一点点的还给他们，就你的描述，他们都是能够承担生活的人，你不要操心太多。

第二，你是归属于你自己的，找回你自己。你太久都在向内看，很久没有放松地向外看了。实际上，有些女性是从这个阶段开始绽放的，她们开始打扮自己、结交朋友、发展兴趣爱好。当女性把注意力放在自己身上时，这也是美丽的开始。更年期，是享受自我的好时机。

说完这两点，秋云陷入了沉默。

过了一会儿，她说，"自我。这个词，很久没琢磨过了。年轻的时候，拼命在找自我。等老了，自我已经麻木了。"

其实在说到"自我"的时候，我自己也在反思了：如果秋云或者像她一样的患者，能够接受心里咨询就好了。

通常情况下，更年期女性不太愿意求助心理咨询，更愿意自己消化更年期症状或向周围亲近的人抱怨、吐槽。更年期女性的情绪表现，实际上是一种心理上的退行。有时会像孩子一样表现得任性、无理取闹，但实际是想要关爱和体贴。所以，更年期是需要一家人一起去面对的一个问题，易疏不易堵，易体贴不易疏远。

想到这里，我不仅扮演了一会儿心理医生的角色，也开启了一瞬间的"跳大神"模式：

"秋云，我掐指一算，你从现在的理解往下走，不出一年半载，你的身心将建立新的平衡。"

秋云乐了。

聊聊保健，聊聊自己

心头乌云消除了，秋云还是念叨丈夫、女儿对她的好。

"其实，我老公给我买了很多补品的，他平日不怎么说话，但还是很疼我。"

说到补品、保健品，我们又多聊了一会儿。

更年期的女性如果有条件补充保健品、营养品，除了要咨询医生外，自己最好懂得，目前国家对保健品的功能规定有 20 多种，其中和更年期相关的包括调节血压、血脂、血糖、改善睡眠、改善骨质疏松、改善营养性贫血、延缓衰老、改善记忆、改善视力、抗疲劳和免疫调节的保健品。自己选择的时候，要注意：

1. 蛋白质不可少

更年期女性体内代谢已逐渐以分解代谢为主，为了补偿功能消耗，维持机体组织代谢、修补的需要，增强机体抵抗力，就更应重视蛋白质的供给。因此，女性更年期补充保健品，一定要优先考虑蛋白质补充问题。

由于身体情况不同，更年期的表现也不一样，保健品的选择也要做到量体裁衣。不要盲目听信广告，或者选择昂贵的保健品。

2. 注意养血补血

月经异常是正常的女性更年期症状，可是当你发现自己的经血量增多时就要注意了，严重者会造成贫血、植物神经功能紊乱等，因此，养血补血不可忽视。至于女性更年期补充什么保健品养血补血，需要咨询专业的医生，根据自身情况进行选择。

3. 维生素很重要

B 族维生素具有维护神经系统的正常功能，改善精神状态，抵抗压力等功效，能部分缓解更年期症状；维生素 E 是强大抗氧化剂，有对抗衰老的作用，另外对高血脂、高血压、更年期综合征、动脉硬化等均有疗效。因此，女性更年期补充保健品，一定要尽量多补充一些维生素。

4. 适量补充雌激素

女性更年期补充保健品时，适量补充雌激素，可以很好地控制更年期症状。当然，补充雌激素需要在专业医生的诊断和指导下进行，不可擅自服用。

5. 补钙不可忽视

骨质疏松症是更年期女性的常见病症，其防治的关键是保持足够的钙的摄入。所以，女性更年期补充保健品，应注意钙质的补充。

稍微注意一下就能发现，养生、保健这些原来属于大龄人士的领域，现在逐渐成为新的潮流，并且越来越年轻化。很多80后、90后甚至00后的办公桌上，都会放着各式各样的复合维生素、蜂胶、蛋白粉、鱼油、酵素，很多价格不菲。

我不反对补充营养和选择保健品，但再次提醒大家，注意有没有"蓝帽子"。

我们经常会看到在保健品上印着形似"蓝帽子"的标志，这就是国家食品药品监督管理局批准的保健食品的标志，也是我国保健食品的专用标志。在"蓝帽子"下面，会标注"卫食健字"或者"国食健字"，2003 年以前通过审批的，批号是"卫食健字"；2003 年以后改为了"国食健字"。而普通食品，一般是"卫食字"，也

我们国家的保健食品标志

被称为"食字号"。

对于药品，现在国家规定统一使用的就是"国药准字"号，它是指国家级别的药品批准文号，也就是我们平常说的"药字号"。

对于保健品和药品的区别，一定要明确，药品是用于疾病的治疗、诊断和预防的，保健品是用来保健和辅助治疗，虽然具备保健功能，但本质也是食品，不是药品。

因此，不能够盲目购买保健食品，也不能够认为吃了足够的保健食品就能替代药物。

秋云听得很专注，把她记得的一些保健品名称，手机里存的保健品照片给我看，有些我比较了解，有些我得看成分表才能判断。不过，我尽所能，和她一起把这些保健食品过了一遍，选了两种适合她的，并叮嘱，还是要注意自我观察，第一是症状没有明显改善的话，就停掉。第二是任何一种保健品都不宜长期服用，因为有些作用是缺乏长期实验数据支撑的。

说着说着，走廊里有动静了。我这才意识到，是有的医生已经吃完午饭，正在回到诊室，他们很多是需要趴在桌子上打个盹的。

我问秋云，你还有什么问题吗？

秋云说，真的感觉还有好大一堆问题要问，但是现在几点了……她看了下表，已经一点多了。

秋云说，段医生，我请你吃饭吧，说真的！

我说，我来不及出去吃饭啦，如果你不介意，我口袋里有面包和火腿肠，咱们一人一半吧！

秋云十分不好意思，不知道该说什么。我说，要不，你赶紧回家吧！家里至少还有只猫咪等着你喂呢！你留下我电话，觉得哪里不对劲就打给我！

秋云离开的时候，面容舒展。

我也很高兴。这时，听到肚子里"咕噜、咕噜"。我看了下表，这场聊天不知不觉过去了 70 分钟。

1995 年世界医学教育峰会提出，要为 21 世纪重新设计医生。新时代的医生必须是：细心的观察者、耐心的倾听者和敏锐的交谈者。

就像我在开篇说的，我想守护的星辰们，我反而从她们身上学到了很多。是的，病人是医生的老师。郎景和院士曾说：我们要敬畏生命——生命属于每个人，只有一次而已；我们要敬畏病人——她把生命交给你，她是你的老师；我们要敬畏医学——未知数最多的瀚海，要穷其一生去探索；我们要敬畏自然——遵循规律，就是顺应自然。

一百多年前，美国名医特鲁多去世。在他的墓志铭上，刻着这么一句话："有时，去治愈；常常，去帮助；总是，去安慰。"

就像和秋云，70 分钟的聊天话家常，说到病情的并不多。

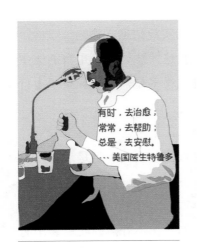

我们需要至理名言，更需要知行合一

但我还是觉得，哪怕有任何空余的时间，我都应该尽力这么做。

如果说医生这个职业有多么高尚，我想，这是构成"高尚"的许许多多组件中的一个吧。

与我爱的星辰们共勉。

图书在版编目（CIP）数据

我们一起面对：一位妇科医生的诊疗手记 / 段仙芝 著 . — 北京 : 世界图书出版有限公司北京分公司 , 2023.4（2023.10重印）
ISBN 978-7-5232-0243-2

Ⅰ . ①我… Ⅱ . ①段… Ⅲ . ①妇科病－诊疗 Ⅳ . ① R711

中国国家版本馆 CIP 数据核字 (2023) 第 056536 号

书　　名	我们一起面对 : 一位妇科医生的诊疗手记
作　　者	段仙芝
策　　划	北京香江网络科技有限公司
责任编辑	夏　丹　李宛霖
插画设计	何　运
装帧设计	小众书坊
出版发行	世界图书出版有限公司北京分公司
地　　址	北京市东城区朝阳门内大街 137 号
邮　　编	100010
印　　刷	北京汇瑞嘉合文化发展有限公司
开　　本	880 毫米 ×1230 毫米 1/32
印　　张	8.25
字　　数	150 千字
版　　次	2023 年 4 月第 1 版
印　　次	2023 年 10 月第 3 次印刷
国际书号	ISBN 978-7-5232-0243-2
定　　价	58.00 元